Silberregen glitzert nicht

Das Projekt wurde mit Unterstützung der
Akademie für Kindermedien,
Initiative des Fördervereins Deutscher Kinderfilm e. V. entwickelt.
Die Mentorinnen: Charlotte Larat und Anna Kasten

Leopoldstraße 25, 80802 München
www.mixtvision.de

Umschlaggestaltung und Innensatz: Julia Herrmann
Druck und Bindung: GGP Media GmbH, Pößneck

MIXTVISION DRUCKT IN DEUTSCHLAND

MIX
Papier aus verantwortungsvollen Quellen
FSC® C014496

ISBN 978-3-95854-197-9
Auch als E-Book erhältlich

CHRISTINE WERNER

Silberregen GLITZERT nicht

MIXTVISION
Weiter. Erzählen.

Wer ist die Königin des Silberregens?

Achtung, aufgepasst! Wir kommen jetzt zur großen Preisfrage! Zum ultimativen Hauptgewinn von einer Million Euro! Ein Trommelwirbel saust durch unser Wohnzimmer. Mein Körper steht unter Hochspannung. Ich hole tief Luft, mache eine kurze Pause – und frage mit meiner Quizmasterinnen-Stimme:

Wie heißen die leckeren Puddingteilchen, die beim Bäcker Schilling so schnell ausverkauft sind?

A: cremige Schokoschnitten

B: fruchtige Blaubeermuffins

C: luftige Vanillepuddingherzen

Der Trommelwirbel wirbelt noch einmal. Der Sessel unter mir quietscht, weil ich vor lauter Aufregung nicht still sitzen kann. Ich schaue in die Runde. Papa kratzt sich am Kinn und schüttelt den Kopf. Okay, war klar, er mag keine süßen Teilchen. Mein kleiner Bruder

Lukas verzieht gelangweilt das Gesicht. Er stopft sich lieber ganze Schokoladentafeln in den Mund. Hannah ist noch zu klein, sie sitzt auf Mamas Schoß und guckt mich mit großen Augen an. Aber Mama! Sie ist Quizexpertin für fremde Länder, ihr WAHRES Spezialgebiet aber sind süße Teilchen.

Sie lächelt mich an und sagt: »Ganz klar, Antwort C. Ich sehe sie genau vor mir, diese luftig weichen Vanillepuddingherzen. Sie riechen sooo gut und schmecken himmlisch. Und wenn man nicht rechtzeitig aus dem Bett kommt, sind alle ausverkauft.«

Ich strahle sie an, springe auf den Sessel, hüpfe darauf herum, dass er schnauft und ächzt, tröte einen Tusch – und schütte eine ganze Tüte Silberpapierchen über Mama aus. Die Papierchen segeln auf ihre Haare, bleiben an ihrem kuscheligen Pullover hängen, fallen auf Hannah. Mama sitzt in einer großen, glitzernden Silberregenwolke. Plötzlich steht sie auf, tanzt mit Hannah im Arm und lacht. Mama ist meine Königin des Silberregens.

Piep, piep, piep, piep …

Ich haue auf den Wecker.

Wie lange sitze ich schon auf der Bettkante? Fünf Sekunden, fünfzig Minuten, fünfhundert Stunden? Auf dem Boden vor dem Bett liegt ein Silberpapierchen. Aber Mama tanzt nicht. Sie schnarcht nur leise.

Piep, piep, piep, piep …

Ich beuge mich zu ihr herunter, rüttele sie vorsichtig an der Schulter.

»Mama, aufstehen«, flüstere ich ihr ins Ohr. »Es gibt zwar keine Vanilleherzen, aber ich kann dir einen Kaffee machen. Der riecht auch sehr gut.«

Mama blinzelt mich kurz an, zieht aber nur die Bettdecke höher. Ihre Augen sind geschlossen, an ihren Wimpern klebt etwas schwarze Schminke. Kurz vor der Bettdecke guckt ihre Nase wie eine Sprungschanze in die Luft. Ich mag ihre Sprungschanzen-Nase. Mit meinem Finger fahre ich mit etwas Abstand daran entlang.

Piep, piep, piep, piep …

Abgestürzt.

Eine große braune Locke fällt Mama ins Gesicht. Ich schiebe sie zur Seite, beuge mich noch weiter runter.

»Mama!«, rufe ich lauter in ihr Ohr und schüttele sie etwas heftiger. Sie reagiert nicht. Es kommt nur ein kleines Prusten aus ihrem Mund.

Ich schaue auf den Wecker, der Sekundenzeiger rückt weiter. Es wird Zeit. Ich stehe auf, lehne die Schlafzimmertür an und – drei, zwei, eins – los geht es: Über den Flur, in mein Zimmer abbiegen, mein Mäppchen in den Rucksack packen, Sportbeutel schon mal auf den Flur schleudern, Rock anziehen, Socken. Wo ist mein T-Shirt? Wieder raus aus meinem Zimmer, auf der Geraden im Flur einen kurzen Zwischenstopp bei Lukas und Hannah einlegen, die Zimmertür zuziehen, damit sie noch ein paar Minuten Ruhe geben, und auf zum Endspurt Richtung Badezimmer. Oh nein, ein ungeahntes Hindernis!

Ich rutsche auf Lukas' Hose aus, verliere fast das Gleichgewicht und kann mich gerade noch an der Wand abfangen. Der letzte Meter noch – geschafft!

Ich bremse vorm Waschbecken und nehme die Schmetterlingsfee aus ihrem Becher, um ihr Guten Morgen zu sagen. Ich habe immer eine Zahnbürste mit einer Schmetterlingsfee drauf. Die erste hat mir damals Onkel Hanno geschenkt. Vor dem Zähneputzen die Fee auf dem Griff kitzeln – das bringt Glück, hat er gesagt. Und Glück kann nicht schaden.

Habe ich bei Mama den Wecker richtig ausgemacht?

Hoffentlich schläft Lukas noch eine Weile.

Ist noch Milch im Kühlschrank?

»Brrrrruuummmm. Brrrruuumm. Alle weg, Straße frei.«

Mist – Lukas ist wach. Mit der Schmetterlingsfee im Mund mache ich drei Schritte auf den Flur, da stößt auch schon sein blauer Flitzer gegen meinen linken Fuß.

»Mach Platz, Straße frei!«

Lukas spielt mal wieder A8, weil Papa dort oft unterwegs ist. Er schiebt sein kleines Auto um meine Füße herum, wird aber kurz dahinter von seiner Hose ausgebremst.

»Brrrrmmmm. Brrrrmmmm«, macht er immer lauter.

»Pscht, Lukas. Hannah äft och.«

Beim Sprechen quillt links und rechts Zahnpastaschaum aus meinem Mund. Ich muss grinsen, laufe schnell ans Waschbecken und spucke den Rest aus. Der Schaum läuft langsam den Rand runter. Rosa Schaum. So rosa wie der Rucksack von Frau Wolfgramm. Mist! Wir haben heute die erste Stunde bei Frau Wolfgramm.

Ich spüle meinen Mund schnell aus, stelle die Schmetterlingsfee in ihren Becher zurück, da piepst in meiner Rocktasche mein Handy.

Bin am Gutknecht.

Schon? Dann ist Mathis bald da. Immerhin steht er nicht mehr plötzlich im Hof, sondern schickt inzwischen Vorwarnungen. Er meint ja, damit ich keine Panik kriege, dass wir zu spät zur Schule kommen. Aber eigentlich hat er keine Lust unten ewig auf mich zu warten. Da bin ich mir so sicher wie Mama bei den Puddingteilchen.

»Ich will Kakao!!!« Lukas hat es mit seinem Flitzer um die Hose im Flur geschafft und ruft aus der Küche. Ich wische mir mit der Hand über den Mund und rufe halblaut zurück: »Ich komme ja!«

»Emely, Kakao!«, ruft er noch einmal.

»Lukas, sei leise, Hannah wird sonst wach.« Lukas ist fast vier – und kann echt nerven. Vor allem, wenn er Hunger hat und Kakao will.

Als ich in die Küche komme, sitzt er unter dem Tisch und macht dort mit seinem Auto Geländefahrten über Zeitungen, eine Keksschachtel und Kuscheltiere. Auf dem Tisch liegt ein Zettel von Papa:

Ich wünsche euch einen schönen Tag. ☺
Hab euch lieb.
Papa

Er musste früh los.

Bbbbrrrr, ffflusch, dong – der blaue Flitzer knallt mit Karacho gegen ein Tischbein.

»Komm raus, Lukas!« Ich beuge mich unter den Tisch, packe ihn am Arm.

»Lass mich.« Er zieht seinen Arm zurück. Ich halte ihn fest.

»Los, komm! Es gibt ja gleich Kakao.«

Ich ziehe ihn unter dem Tisch hervor, drücke ihn auf einen Stuhl, streiche ihm kurz durchs Haar. Aus dem Kühlschrank hole ich die Milch und gieße sie in einen Becher. Es reicht nur für halb voll. Aber Lukas gibt Ruhe.

Auf Zehenspitzen gehe ich in das Zimmer von Hannah und Lukas, öffne leise die Schublade der Kommode und angele ein frisches T-Shirt für Lukas raus. Ein kurzer Blick auf Hannah. Sie liegt ruhig in ihrem Bettchen. Ich schleiche wieder raus, gucke im Flur auf das T-Shirt in meiner Hand und muss grinsen: Ich habe das Superman-T-Shirt erwischt. Lukas als Superman – das wäre die Lösung!

»Mama?«

Es hat geklappert.

Fast so, als wäre sie im Bad.

Aber im Badezimmer ist niemand. Ich drehe mich um und sehe durch die angelehnte Schlafzimmertür Mamas Locken auf dem Kissen. Es war Hannah, die geklappert hat. Als ich wieder ins Kinderzimmer komme, sitzt sie im Schlafsack in ihrem Gitterbettchen und spielt an den Stäben.

»Na, meine Süße. Gut geschlafen?« Sie strahlt mich an und streckt mir ihre Arme entgegen. Ich hebe sie hoch, gebe ihr einen Kuss, reibe meine Nase an ihrer weichen Haut. Hannah strampelt in ihrem Schlafsack und spielt an meinen Haaren.

»He, wir können nicht spielen. Es geht zum Wickeln, Kleine.« Ich klemme mir Hannah, das Superman-T-Shirt und ein Kleid unter den Arm und ab geht's ins Bad. Hannah brabbelt beim Wickeln fröhlich vor sich hin. Sie ist supergut gelaunt. Als ich den letzten Knopf an ihrem Kleidchen zumache, pfeift es unten. Mathis hat einen neuen Geschwindigkeitsrekord aufgestellt! Ich reiße das Fenster auf: »Mathis, noch drei Minuten!« Er guckt hoch und streckt einen Daumen in die Luft. Dann sehe ich ihn nicht mehr. An dem Gerüst am Haus hängt zum Teil Abdeckfolie. Sie flattert leicht im Wind.

Habe ich gerade drei Minuten gesagt? Okay! Ich nehme Hannah, setze sie auf den Boden, drücke ihr zum Spielen ihr Badewannen-Krokodil in die Hand, laufe in die Küche. »Lukas, komm Zähneputzen!« Er rutscht vom Stuhl und will unter den Tisch krabbeln. Ich schnappe ihn, bringe ihn ins Bad. Vor dem Waschbecken hampelt er herum und erzählt mir was von seinem Flitzer.

»Lukas, mach schon.« Ich drücke ihm seine Zahnbürste in die Hand, stelle mich hinter ihn, beobachte ihn im Spiegel. Er schrubbt brav hin und her. Ich nehme die Bürste von der Ablage, fahre damit durch meine Haare und lasse Lukas nicht aus den Augen. Auf dem Boden erzählt Hannah dem Krokodil Geschichten.

»Ist okay, gut geputzt.« Ich ziehe Lukas das T-Shirt über den Kopf. Superman kommt mir mit gestreckter Faust entgegen, sein roter Umhang weht. Stark sieht er aus. Unbesiegbar.

Wann braucht man Superkräfte?

A: im Schlaf

B: beim Zähneputzen

C: mit kleinen Geschwistern

»Mama, ich gehe jetzt.«

Keine Reaktion.

»Lukas geht gleich mit Nico in den Kindergarten und ich bringe Hannah in die Krippe.«

Ihre Bettdecke hebt und senkt sich.

Ich lausche, höre Mamas Atem, sonst ist es still.

»Du kannst ruhig noch liegen bleiben.«

Durch die offene Zimmertür fällt Licht auf das Silberpapierchen am Boden. Es glitzert leicht.

Von unten pfeift es noch mal. Diesmal lauter. Diesmal auf vier Fingern.

Ich ziehe die Schlafzimmertür zu.

Ein Stockwerk tiefer klingle ich bei Soukmans.

»Guten Morgen, Frau Soukman, können Sie Lukas vielleicht …«

Frau Soukman nickt. »Guten Morgen, ihr drei«, sagt sie und wuschelt Lukas durchs Haar. Da kommt auch schon Nico und zieht ihn in die Wohnung.

»Bis später«, rufe ich Lukas hinterher.

Er reagiert nicht mehr.

»Danke«, sage ich leise zu Frau Soukman.

»Kein Problem.« Sie lächelt mich an. »Nico freut sich immer sehr.«

Ich sprinte mit Hannah die Treppe weiter runter – so gut man sprinten kann mit einer kleinen Schwester an der Hand.

»Hi, Yleme!«, ruft mir Mathis im Hof entgegen. Er hängt grinsend über seinem Fahrradlenker.

»Was?«, frage ich kurz und schließe mein Rad auf.

»Emely. Rückwärts – Yleme. Bei Hannah ändert sich nichts. Hannah – vorwärts, Hannah – rückwärts.« Mathis guckt Hannah an, zieht Grimassen und bringt sie zum Lachen. Sie rollt auf ihrem Laufrad zu ihm und erzählt ihm irgendwas.

»Interessant«, sagt er und zuckt mit den Schultern.

Ich muss grinsen.

»Guten Morgen!«, ruft uns jemand zu. Wir drehen uns um. Einer der Männer, die am Haus arbeiten, kommt in den Hof. Er winkt und klettert aufs Gerüst.

»Was wird eigentlich an eurem Haus gemacht?«, fragt Mathis.

»Irgendwas an der Fassade.«

»Echt? Sieht doch noch voll gut aus!«

Mathis dreht sich noch mal um und begutachtet die Hauswand. Ich schiele auf meine Armbanduhr und schiebe mein Rad etwas schneller.

»Wir gehen über den Spielplatz, okay?«

»Kein Stress«, murmelt Mathis. Er macht hinter mir weiter Quatsch mit Hannah, sie kommt auf ihrem Laufrad kaum mit.

An der Kreuzung biege ich auf den Spielplatz ab. Der Weg spart fünf Minuten und wenn man am Klettergerüst vorbei ist, kann man die Kirchturmuhr sehen. Zwei große Schritte noch, ich gucke auf die großen Zeiger, schiebe mein Rad noch schneller.

»Emely, Frau Wolfgramm ist doch voll entspannt«, ruft Mathis. »Und Mathe für dich kein Problem.«

»Trotzdem.«

»Na, los«, höre ich Mathis zu Hannah sagen. »Wir sind heute zwei Wiesel, die sind superschnell.« Ihre Füße tapsen schneller auf den Boden, die beiden holen auf.

Nach zwei weiteren Ecken sind wir an der Krippe. Svenja, eine der Erzieherinnen, wartet schon auf Hannah. Durch die Luft werfe ich Hannah einen Kuss zu: »Tschüss, meine Kleine. Viel Spaß!« Als ich mich umdrehe beugt sich Mathis über seine Lenkstange und dreht seine rechte Hand um den Griff.

»Wrrrrroooommmm.« Er tut so, als würde er auf einem schweren Motorrad sitzen und Gas geben. »Los, Yleme! Noch vier Minuten. Wrrrrroooommmm.«

Ich schwinge mich auf mein Rad, drehe einmal kurz am Griff – Wrrroomm – und trete in die Pedale. Wir machen richtig Tempo, schaffen es gerade so mit dem letzten Klingeln ins Klassenzimmer und lassen uns auf unsere Plätze fallen.

»Geht doch«, sagt Mathis und grinst mich an.

Wie wird man ein Chamäleon?

»Guten Morgen!« Mit federnden Schritten kommt Frau Wolfgramm ins Klassenzimmer. Auf ihrem Rücken wippt der kleine zahnpastafarbene Rucksack.

»Guten Morgen«, murmeln wir zurück.

Ich rutsche auf meinem Stuhl langsam nach unten, versuche hinter Sibels Rücken zu verschwinden. Sibel hat heute ihren Pullover mit den breiten Streifen an. Grüne, pinke und gelbe Streifen – schön bunt und schön breit. Und ich habe mein dunkelblaues T-Shirt erwischt! Dunkelblau hinter bunten Streifen. Ein Chamäleon müsste ich sein.

»Emely?«

Ich zucke zusammen. Wir waren ganz sicher vor ihr im Klassenraum! Vorsichtig schaue ich hinter Sibels Rücken hervor.

»Ja?«

Frau Wolfgramm zeigt ans Board. »Kannst du den Rechenweg von Aufgabe 3 erklären?«

Ich schiebe mich auf meinem Stuhl hoch. Sie ist noch bei den Hausaufgaben! Aus meinem Mund strömt die angestaute Luft.

»Ja, klar«, sage ich.

Ich merke, dass Mathis kurz zur mir rüberguckt. Er ist froh, dass er nicht drangenommen wurde.

Es klingelt zur kleinen Pause, ich packe gerade meine Stifte zusammen, da kommt Frau Wolfgramm auf mich zu. Wir waren pünktlich, ich habe die Hausaufgaben gemacht, was will sie noch? Ich konzentriere mich auf meine Stifte, der grüne, der blaue, der rote. Frau Wolfgramm bleibt bei Adnan stehen. Mein Kiefer entspannt sich. Ich packe den schwarzen Filzstift ein, vom gelben fehlt die Kappe – plötzlich erstarre ich. Vor meinem Tisch stehen Schuhe. Die Schuhe von Frau Wolfgramm. Mein Herz klopft schneller. Meine Gedanken rotieren.

»Die ist fast bis nach vorne gerollt,« höre ich Frau Wolfgramm sagen, während sie die Kappe vom gelben Filzstift vor mich auf den Tisch legt. Ich gucke hoch, hole Luft, in meinem Brustkorb wird es leicht. »Und die Aufgabe hast du gut gelöst«, sagt sie noch, lächelt mir zu und geht zu Lena. Ich schaue ihr nach – und lächele ins Leere.

In Biologie geht es heute um wilde Tiere in Deutschland, Luchse und Wölfe und so. Herr Schneider erzählt vom Wolf und den Wölfen und dem Luchs und – da ruft Mathis dazwischen: »Ich finde Lüchse schöner.«

Lena kichert, die Schultern von Sibel vor mir beben.

»Luchse«, sagt Herr Schneider. »Es heißt Luchse, Mathis. Außerdem sollst du dich melden.«

»Wieso? Voll unlogisch«, mault Mathis.

»Das ist nicht unlogisch, sondern die Regel. Alle melden sich«, sagt Herr Schneider leicht genervt.

»Voll unlogisch«, sagt Mathis, »es heißt Wolf und Wölfe. Also warum nicht Luchs und Lüchse?«

Ich muss grinsen. Das klingt nach einer typischen Mathis-Diskussion, da kann man nur den Kürzeren ziehen.

Alima beugt sich zu mir rüber. Ihre Haare hat sie zu einem Pferdeschwanz gebunden, die Spitzen hat sie vor ein paar Tagen grün gefärbt. Sieht cool aus. »Schreib's auf, für deine Fragensammlung«, flüstert sie.

Wie heißt die Mehrzahl von Luchs?

A: Lüchse

B: Luchse

C: Luchsen

»Gute Idee«, flüstere ich zurück, nehme einen Stift und male ein wildes Gekrakel aus Strichen und Kreisen in mein Heft – einfach damit ich was in mein Heft male. Alima weiß ja nicht, dass es bei uns jetzt anders ist. Ich hab so viel Fragen auf meiner Liste – die reichen für mindestens zehn Quizshows. Oder für eine ganz lange Mega-Quizshow, die in der ersten Schulstunde anfängt und abends, wenn die echte Quizshow im Fernsehen kommt, immer noch nicht vorbei ist. In so einer Mega-Quizshow gäbe es auch einen Mega-Silberregen für den Gewinner. Von der Decke würden Millionen silberne Papierchen fallen. Es würde glitzern und funkeln, als würden alle Sterne des Universums über dem Gewinner leuchten. Auch Silberpapierchen hätte ich dafür genug.

Herr Schneider hat die Diskussion mit Mathis irgendwie beendet und zeigt uns am Board Bilder von Wölfen. Er erklärt uns, welche Tiere sie reißen, wenn sie hungrig sind. Ich muss an die leere Milch denken.

»Psst«, zische ich zu Mathis rüber. Ich will ihm sagen, dass er nach der Schule alleine heimfahren muss. Er grummelt aber vor sich hin und kriegt nichts mit. »Psst«, zische ich noch mal leise, aber nicht leise genug. Herr Schneider wirft mir einen seiner Blicke zu. Schnell ducke ich mich hinter Sibels bunte Streifen. Karl hat alles mitgekriegt und als sich Herr Schneider wieder zum Board dreht, tippt er Mathis an. Endlich schaut er mich an.

Ohne Worte sage ich: »Muss noch zum Gutknecht.«

Ich hoffe, dass Mathis besser Lippen lesen kann als zeichnen, Mathe oder Deutsch, aber er zuckt nur mit den Schultern. Ich versuche es noch einmal. Mathis verzieht seinen Mund und schneidet Grimassen. Keine Chance. Zum Glück klingelt es bald, ich packe meine Sachen in den Rucksack, schiebe Amir etwas aus dem Weg, sage Alima Tschüss und drängle mich neben Mathis aus der Tür. »Mathis, ich muss beim Gutknecht vorbei.«

»Ach so, sag das doch gleich.« Er grinst mich an. »Kein Problem, ich komme mit.« Seine Augen leuchten. Er dreht sich um, klatscht sich mit Karl ab und rennt schon den Flur runter. »Emely, los komm!«

Ich weiß genau, warum er mitkommt. Er hofft auf Gummibärchen.

Kurz hinter dem Schulhof biegen wir mit den Fahrrädern ab, auf den Weg am Bach entlang. Dort fahren keine Autos, es geht an Gärten vorbei und wo der Kies aufhört und das Gras anfängt, blühen rote und gelbe Blumen, die süß duften. Der Bach plätschert vor sich hin, manchmal schlägt er kleine Wellen, und wenn Mathis mal still ist, hört man Mücken surren, Hummeln brummen und den Wind. Bei Sonnenschein ist der Weg am Bach ein einziges frisches Gefühl – wie in unserem letzten Urlaub in Kroatien.

Für Mathis ist der Weg jedes Mal eine Übungsstrecke für Kunststücke auf dem Fahrrad. Auch heute fährt er mal freihändig, mal im Stehen oder streckt im Rollen ein Bein raus. Er will ein eleganter Kunstradfahrer sein. Aber Kunst ist nicht so sein Ding, deshalb sieht er einfach aus wie ein Radfahrer, der ein krummes Bein rausstreckt.

Ich muss lachen und rufe: »Applaus, Applaus.«

»Emely, man lacht nicht über große Künstler«, beschwert er sich von vorne. Er versucht sein Bein noch höher zu strecken, sein Rad kommt in Schieflage und alles wackelt. »Ohhhhh, verdammt«, flucht er und springt ab.

Ich trete in die Pedale, düse lachend an ihm vorbei: »Ich gewinne!« Aus den Augenwinkeln verschwimmen die roten und gelben Blumen zu einem Farbenmeer.

»Emely, hast du die Schnecke gesehen?«, ruft Mathis plötzlich von hinten.

Ich lache in mich hinein und fahre weiter. Ich kenne seine Tricks! Erst am Ende des Wegs bremse ich und drehe mich nach ihm um. In Schlangenlinien fährt er langsam auf mich zu.

»Du hast gerade echt was verpasst! Da war eine riesige Schnecke auf dem Weg!«

»Ja, ist klar.«

»Wirklich!«, sagt er ernst, aber seine Augen lachen.

»Ja, ganz wirklich«, sage ich und muss mich anstrengen nicht loszuprusten. »Denn das hier ist die letzte Heimat der phantastischen Riesenschnecken. Und heute ist dein Glückstag! Sie kommen nur selten aus ihrem Haus.«

Mathis' Mundwinkel zucken und wir können uns nicht mehr beherrschen.

Haben Gummibärchen Superkräfte?

Beim Gutknecht gehe ich die Regale entlang: Milch, Apfelsaft – vor den Broten bleibe ich kurz stehen.

»Los, komm!« Mathis drängelt sich an mir vorbei.

Haben wir noch Brot? Zur Sicherheit nehme ich ein kleines mit. Als ich an die Kasse komme, guckt mich Mathis mit hundert Fragezeichen im Gesicht an.

»Frankreich. Oder vielleicht Brasilien?« Er schüttelt ein Päckchen mit Fußball-Bildchen an seinem Ohr. »Ich bräuchte mal wieder einen Torwart«, sagt er. Vor ihm liegen mindestens zehn weitere Päckchen, die er alle schon aus der Schachtel neben der Kasse gezogen hat. »Am besten den von Uruguay.« Er hält das Päckchen gegen das Licht und versucht hineinzusehen.

»Uruguay?«, frage ich. Im Quiz ging es mal um Uruguay. Es gab Fragen zur Hauptstadt, die Mama alle richtig beantwortet hat. Um einen Torwart ging es garantiert nicht. »Von Uruguay? Bist du sicher?«, frage ich noch mal.

Mathis zieht die Augenbrauen hoch. »Der ist gut, Emely! Der hält ALLES.«

Während ich meine Sachen an die Kasse lege, kramt er weiter in der Schachtel herum.

»Und es gibt ihn nicht oft«, sagt er. »Er ist total wertvoll beim Tauschen.«

»Hallo, Emely«. Der Gutknecht lächelt mich an.

»Hallo, Herr Gutknecht.« Ich lächele zurück.

Der Gutknecht greift nach der Milch, mit einem Blick auf Mathis seufzt er. Er mag es nicht, dass Mathis jedes Mal die Schachtel durchwühlt und alles durcheinander bringt. Und weil er sich nicht anders wehren kann, schenkt er uns Gummibärchen. Meint Mathis. Jetzt schiebt der Gutknecht die Milch über den Scanner, sein Blick wandert dabei zu Mathis und wieder zurück, er schiebt den Apfelsaft hinterher, das Brot. Mathis zieht ein neues Päckchen raus, wedelt damit herum – und als ich mich gerade frage, wie lange es diesmal dauern wird, schnellt die Hand vom Gutknecht unter die Kasse! Mathis hat es mal wieder geschafft. Seine Augen leuchten als ihm der Gutknecht Gummibärchen in die Hand drückt. Grinsend stopft er sie sich in den Mund.

»Tschüss«, grummelt der Gutknecht. Er gibt mir auch ein paar Gummibärchen und nickt Richtung Ausgang.

Wir machen, dass wir rauskommen.

Als wir bei den Fahrrädern stehen, sagt Mathis mit vollem Mund: »Hat ja mal wieder voll gut geklappt – mit der Notwehr.«

»Wie immer!«, sage ich und begutachte die Farben meiner Gummibärchen. Ich entscheide mich zuerst für das grüne. »Und gut für dich, dass sich der Gutknecht nicht mit Bananeneis wehrt.«

Wir verabschieden uns, ich fahre nach Hause, stelle das Rad im Hof ab und gehe bei Moppel vorbei.

Sein Stall ist neben dem kleinen Schuppen, direkt hinter den Fahrrädern. Moppel ist eigentlich das Kaninchen von Herrn Trovatello. Aber irgendwie ist Moppel auch mein Kaninchen.

»Hallo, Moppel«, sage ich leise, gehe in die Knie und stecke meine Finger vorsichtig durch den Maschendraht der Stalltür. Sofort kommt er angehoppelt. »Na, alles gut?«

Er schnuppert an meinem Zeigefinger, es kitzelt leicht. Sein Fell ist schneeweiß und ganz weich. Er presst sich an die Tür, damit ich ihn besser streicheln kann. Ich schiebe meine Finger weiter durch den Draht. So weit, bis sie rote Abdrücke kriegen.

»Bei euch ist das einfach, Moppel. Kaninchen. Mehrzahl: Kaninchen. Da könnte Mathis nicht diskutieren.« Ich rupfe einen Löwenzahn aus dem Spalt zwischen zwei Platten und schiebe ihn durch die Maschen. Moppel zieht das Blatt zu sich. »Aber dann wäre es in der Schule auch nicht so lustig gewesen. Wir mussten alle lachen!«

Moppel mümmelt vor sich hin. Ich kraule sein weiches Fell.

»War hier was los? War Mama vielleicht mal im Hof?«

Die runden Augen von Moppel gucken mich an. Er mümmelt einfach weiter.

»Mama?«

Ich stehe im Flur, mache die Wohnungstür leise zu, lausche. Alles ruhig. Langsam gehe ich weiter, gucke in die Küche. Sieht aus wie heute Morgen. In meinem Bauch fängt es an zu schrumpeln. Ich lege meinen Rucksack ab, packe die Milch, den Apfelsaft, das kleine Brot aus – neben der Spüle steht ein benutzter Kaffeebecher. Ich lausche noch einmal. Nichts. Gehe zum Schlafzimmer. Die Tür ist nur angelehnt. Sie muss aufgestanden sein. Wenigstens kurz.

Ich drücke die Tür weiter auf. Die Bettdecke ist zurückgeschlagen, das Bett leer. In mir kribbelt es.

»Emely?«

»Mama!«

Sie ist im Wohnzimmer! Ich gehe rüber, sie liegt auf dem Sofa, ich beuge mich zu ihr runter, schlinge meine Arme um sie.

»Wie war es in der Schule, Schatz?« Sie legt ihre Zeitschrift zur Seite und lächelt mich an. Ich setze mich auf die Kante vom Sofa.

»Es war lustig. In Bio ging es um Luchse, aber Mathis hat Lüchse gesagt und alle in der Klasse mussten lachen und …«

»Wie schön«, sagt sie. Ihr Mund sieht fröhlich aus. Ihre Augen sind aber noch nicht wach. Sie zieht mich an sich und gibt mir einen Kuss auf die Stirn. »Den soll ich dir von Papa geben. Er hat vorhin angerufen. Rate mal von wo?«

»Vielleicht …« Ich gucke angestrengt, kratze mich am Kopf und warte einen Moment, bevor ich frage: »Vielleicht aus dem Stau?«

»Gewonnen!« Mama hält mir eine Hand hin, High Five.

»Jaaa!« Ich schlage ein. Und sage grinsend: »War ja total einfach.«

Auf einmal hält Mama meine Hand fest. Zu fest. Ich schaue sie an, es gibt eine komische kleine Pause.

»War Lukas heute Morgen brav?«, fragt sie dann.

»Ja, er hat mit seinem blauen Flitzer gespielt.«

»Und Hannah?«

»Kein Problem. Mathis hat auf dem Weg Quatsch mit ihr gemacht.«

Sie gibt mir noch einen Kuss, lässt meine Hand los und steht mit einem Ruck vom Sofa auf. »Du hast bestimmt Hunger!«

»Hatte ich schon in Bio, weil Herr Schneider da erzählt hat, was Wölfe alles fressen. Ganze Schafe zum Beispiel!«

»Mal sehen, was wir noch im Kühlschrank haben. Ein ganzes Schaf aber garantiert nicht«, sagt Mama und lacht.

»Ich hab Milch geholt und ein kleines Brot.«

»Super! Damit zaubere ich uns ein Mittagessen.«

Sie legt ihren Arm um mich, wir gehen in die Küche. Ich hole Teller und Besteck, Mama kramt im Kühlschrank nach Käse und Wurst.

»Und was haben wir hier noch!?« Sie dreht sich um und präsentiert mir eine Salatgurke, als wäre sie der Hauptgewinn.

»Das Gemüse des Jahres 2019/2020«, sage ich. »Gehört zur Gattung der Kürbisgewächse, besteht vor allem aus Wasser und wird auch Schlangengurke genannt.«

Mama guckt mich mit weit aufgerissenen Augen an. »Hast du etwa heimlich für die Quizshow geübt!?« Sie tut so, als wäre sie total entsetzt und sagt: »Ich weiß es genau. Du willst mich beim nächsten Mal abhängen!«

Beim nächsten Mal.

Wann ist das nächste Mal?

Wie werden Salatgurken noch genannt?

A: Kobragurken

B: Schlangengurken

C: Ringelnattergurken

Ich zucke mit den Schultern und decke weiter den Tisch. Mama holt einen Gemüsehobel aus der Schublade. »Auf jeden Fall wird unser Mittagessen mit dem wässrigen Kürbisgewächs ein Sterne-Menü.« Sie fängt an, die Gurke in Spiralen zu schälen. Ich grinse in mich hinein. Das hätte ich auch in jedem Quiz beantworten können! Das macht sie immer so.

»Zumindest optisch ein Sterne-Menü«, sage ich während sie unsere Teller mit den Gurkenspiralen dekoriert.

»Hallo!?« Mama droht mir aus Spaß mit dem Gemüsehobel, ich weiche aus und stelle Gläser und Apfelsaft auf den Tisch. Als Mama die Teller mit den Broten bringt, schiebt sie mit einem Fuß die Keksschachtel unter dem Tisch zur Seite, bückt sich, holt Hannahs Plüschaffen hoch und setzt ihn auf den Stuhl neben sich. »Hast du heute Nachmittag noch was vor?«

»Vielleicht geh ich mit Mathis in den Skatepark«, sage ich und verteile Gurkenspiralen auf meinen Broten.

»Oh, das ist schön.«

»Meine Brote oder der Skatepark?«

»Beides!«, sagt Mama.

»Ich übe gerade den Frontside Disaster.«

»Den was?«

»Den Frontside Disaster. Dafür fährt man mit Schwung eine Quaterpipe hoch und dreht sich mit dem Board. Das ist so cool, wenn das klappt!«

Ich beiße in mein Brot. Mama guckt mich an.

»Frontside Disaster. Na, den muss ich mir unbedingt mal anschauen.«

»Oh, ja!«, rufe ich mit halbvollem Mund.

»Ich muss ja schließlich auch für Sportfragen gewappnet sein.«

»Also für Fragen wie: Wer oder was ist ein Ollie?«

»Ein Ollie?« Mama kneift ihre Augen zusammen. So als würde sie sehr angestrengt nachdenken. »Was in aller Welt könnte ein Ollie sein?«

Ich rutsche auf der Bank hin und her.

»Gib zu, du weißt es nicht!«

»Ein Ollie ist ein …, ein Ollie ist ein …« Sie lacht. »Nein, ich weiß es nicht.«

»Auf dem Skateplatz kann ich dir die Antwort zeigen!«

Ich erkläre ihr einen Trick nach dem anderen. Mama sitzt da, beißt in ihr Brot und kaut auf einmal sehr langsam und sehr lange.

»Das machen wir am Wochenende«, sagt sie irgendwann.

»Ja, mit Papa zusammen! Ich zeige euch dann auch …«

»Emely.« Ihre Stimme klingt wieder ganz leise. Sie stützt ihren Kopf mit der rechten Hand ab. »Ich bin doch noch müde.«

»Hmmm.«

Mehr zur Tischplatte als zu mir sagt sie: »Ganz schön müde.«

»Ist okay. Ruh dich aus.«

Mama setzt Hannahs Plüschaffen aufrecht hin. Sie steht auf und geht ins Schlafzimmer. Ich sitze da, gucke den Affen an und kaue auf meinem letzten Stück

Brot herum. Auf Mamas Teller liegen noch die Gurkenspiralen. Sie hat keine einzige gegessen. Ich stecke mir eine in den Mund und noch eine und noch eine und räume den Tisch ab. Als ich die Spülmaschine aufmache, entdecke ich neben dem Brotkasten ein Silberpapierchen.

Wann werden aus Locken Schlingpflanzen?

Mit meinem rechten Zeigefinger stippe ich das Silberpapierchen auf und lege es in meine Hand. Es liegt da und glitzert. Ich trage es in mein Zimmer, hole das Kästchen mit all den anderen aus meiner Nachttischschublade und packe es dazu. Es wäre wirklich ein Mega-Silberregen.

Buch aufschlagen, Heft aufschlagen, Stift nehmen. Ich starre in das Buch, in das Heft, aber in meinem Kopf kommt nichts an. Das faulige Gefühl in meinem Bauch lenkt mich ab. Also lege ich mich mit meinem Kritzelbuch auf den kleinen flauschigen Teppich am Boden. Papa hat mal gesagt, dass Mama vor einiger Zeit alles über den Kopf gewachsen ist. Ich hab mir damals vorgestellt, wie bei Mama plötzlich Grünzeugs auf dem Kopf wächst. Farne, Schlingpflanzen, Sträucher und Brombeerhecken, die sich umeinander ranken und auftürmen bis man Mamas Haare nicht mehr sieht. Da waren plötzlich Lianen, die sich um ihre Ohren wanden, und riesige Farnwedel auf ihrem Hinterkopf. Statt einer Locke ist ihr ein dünner Zweig eines Brombeerbusches in die Stirn gefallen, und wenn sie sich eine Frisur machen wollte, musste sie Blumendraht nehmen. Ich hab mir vorgestellt, wie über ihrem Kopf alles so zuwuchert, dass man selbst mit einer großen Gartenschere nicht mehr durchkommt.

Jetzt sehe ich das Gestrüpp auf Mamas Kopf wieder vor mir. Ich versuche mich durchzukämpfen, aber es ist dicht und verschlungen wie ein Dschungel.

Wie bekämpft man Gestrüpp?

A: mit einer Nagelschere

B: mit einem Flammenwerfer

C: mit einer Wurzelbürste

RUMMS! Ich zucke zusammen. Eine Tür ist zugefallen, im Treppenhaus klappert es. Ich schaue auf die Uhr. Es ist genau drei. Das ist garantiert Frau Soukman. Sie geht einkaufen und holt danach Nico und Lukas im Kindergarten ab. Und ich muss pünktlich in der Krippe sein, damit Hannah nicht als Letzte abgeholt wird. Auf meinem Handy entdecke ich eine Nachricht von Mathis: *Eis beim Zandonella? Hol dich gleich ab.*

Wann gleich? Auf Socken rutsche ich durch den Flur, reiße die Wohnungstür auf: »Frau Soukman?«

»Ja, Emely?«

Puh! Glück gehabt. Sie ist noch da. Ich stelle mich ans Treppengeländer, schaue einen Stock tiefer.

»Nico und Lukas spielen doch so gern zusammen. Vielleicht wollen sie heute nach dem Kindergarten auch …«

Frau Soukman lächelt mir durch das Geländer zu. »Das wollen sie bestimmt. Du kannst Lukas einfach später bei uns abholen.«

»Super!« Ich bin auf meinen Socken schon auf dem Rückweg, da sagt sie noch: »Oder deine Mama holt ihn ab. Du kannst ihr sagen, ich habe auch einen guten Kaffee hier.«

Mein Herz setzt kurz aus. Meine Hände umklammern das Treppengeländer. Durch meinen Kopf sausen Satzanfänge:

Das geht nicht, weil …

Mama hat heute noch zu tun …

Tut mir leid, aber …

»Also heute ist das schlecht.«, höre ich mich sagen.

Wegen der …

Weil sie mal wieder …

»Sie musste sich noch mal hinlegen.«

»Oh, das tut mir leid. Wenn ich was tun kann!?« Die rechte Hand von Frau Soukman liegt auf einmal auf dem Treppengeländer.

»Nein, nein. Ist nicht so schlimm. Sie hat nur etwas Kopfweh. Morgen geht es ihr schon wieder besser.« Ich hebe kurz eine Hand – »Bis später!« – verziehe mich in unseren Flur, schließe die Wohnungstür. Hinter der Tür bleibe ich stehen, atme so leise, dass es in meinem Brustkorb drückt und lausche den klackernden Schritten von Frau Soukman nach. Zweiter Stock, erster Stock, Erdgeschoss. Endlich fällt die Haustür ins Schloss.

Ich zähle bis zehn, damit Frau Soukman auch aus dem Hof raus ist, schlüpfe in meine Turnschuhe – und renne los. Die Treppen runter nehme ich zwei Stufen auf einmal. Als ich im Erdgeschoss ankomme, schlurft Frau Zobel gerade aus ihrer Wohnung.

»Hallo, Frau Zobel«, rufe ich laut und schnell. Laut, damit sie es überhaupt hört, und schnell, damit sie merkt, dass sie besser aus dem Weg geht.

Sie wackelt einfach weiter langsam, aber zielgerichtet in die Richtung der Briefkästen. Ich muss eine Vollbremsung machen und einen Haken um sie herumschlagen.

»Du hast es ja mal wieder eilig«, brummt sie und schüttelt den Kopf.

»Ja, bevor das Eis geschmolzen ist … Schönen Tag noch, Frau Zobel.«

Ich mache, dass ich rauskomme, laufe zu den Fahrrädern, da fährt Mathis gerade auf seinem Skateboard in den Hof.

»Emely, los, komm!«, ruft er. »Tante Susanne hat Geld für Eis rausgerückt.« Er grinst. Sehr breit.

Mathis ist der größte Überreder der Welt. Er kriegt alle herum und jedes Mal noch einen Euro für Fußballbildchen oder ein Eis.

»Schokolade«, rufe ich und springe aufs Fahrrad.

»Stracciatella und Erdbeere«, sagt Mathis und holt Schwung.

»Schokolade und Banane.« Ich fahre an Mathis vorbei.

»Igitt, Banane! Wie kann man nur Bananeneis essen, Emely?«

»Ich liebe Bananeneis!«, rufe ich.

Mathis holt auf, fährt neben mich, verzieht das Gesicht und schüttelt den Kopf wie ein nasser Hund.

Wir müssen beide lachen.

»Ich hab aber nicht so viel Zeit. Ich muss Hannah abholen«, sage ich noch. Mathis hört es aber nicht. Er ist losgesaust und schon ein paar Meter vor mir. Ich trete in die Pedale.

Bei welcher Geschwindigkeit steht die Zeit still?

Beim Zandonella bestelle ich zuerst. »Schokolade und Banane.«

»Noch eine«, sagt Mathis und strahlt mich an.

»Wie noch eine?«

»Das Geld reicht für drei Kugeln!«

»Für drei?«

Er nickt.

»Zitrone bitte noch«, sage ich zum Zandonella, der auch strahlt, eine Kugel Zitrone draufsetzt und mir eine volle Waffel über die Theke reicht. »Danke!« Drei Kugeln. Da hat Mathis mal wieder alles gegeben.

Ich gehe raus und setze mich so auf die Treppenstufen, dass ich auf die Uhr vom Schmuckgeschäft sehen kann. Eine Viertelstunde noch. Eine Viertelstunde für drei Kugeln. Zitrone erfrischt richtig. Banane schmeckt wie immer super. An Schoko komme ich noch nicht dran.

Mathis kommt raus, setzt sich neben mich und fragt: »Willst du wissen, wie ich Tante Susanne rumgekriegt habe?«

Es ist keine echte Frage.

»Ich hab gesagt, dass es uns heute wie den Eisbären geht. Die brauchen zum Überleben arktisches Packeis. Und wir brauchen bei der Hitze Eiskugeln zum Überleben.« Er schleckt kurz an seinem Eis.

»Hmmm«, sage ich, gucke auf die Uhr am Schmuckgeschäft und esse Banane etwas schneller. Drei Kugeln sind echt viel. Mein Fuß fängt an auf und ab zu tippeln. Ich knabbere an meiner Waffel, bei Mathis tropft Erdbeere unten raus.

»Mathis, dein Eis …«

»Wichtig ist: Man darf nicht schummeln beim Überreden. Man braucht Argumente.«

Ich gucke ihn an.

»Und diesmal hatte ich am Ende ein wirklich gutes«, sagt er. »Eiskugeln gibt es noch genug, im Gegensatz zum Packeis.«

Das Erdbeereis tropft auf sein T-Shirt.

»Mathis …« Ich stoße mein Knie an seins. Er schaut mich an, zieht die Augenbrauen zusammen, ich zeige auf die Tropfen.

»Oh!«, sagt er, hängt seinen Kopf unter die Eiswaffel und schlürft das Erdbeereis unten aus der Waffel raus.

»Was hast du eigentlich als dritte Sorte?«, frage ich.

»Hab nur zwei«, nuschelt er und schlürft weiter.

»Echt!?«

In dem Moment schlägt die Kirchturmuhr. Ich muss los.

»Wir könnten noch zum Skatepark«, sagt Mathis und fährt sich mit der Hand über den Mund.

Zum Skatepark. Über den glatten Beton sausen, das Board unter den Füßen spüren, bei den Sprüngen so hoch durch die Luft fliegen, dass es im Bauch kribbelt.

»Ich muss Hannah abholen.« Ich stehe auf und beobachte den Sekundenzeiger: 21, 22, 23, 24 …

»Warum kann denn …«

»Außerdem hab ich ja auch mein Skateboard nicht dabei.«

»Wir könnten es holen.«

41, 42, 43 …

»Ja, aber wir hätten eh nicht viel Zeit.«

53, 54, 55 …

»Denn später kommt noch die Quizshow. Die will ich mit Mama gucken.«

»Ach so.« Mathis stopft sich den Rest seiner Waffel in den Mund und schleckt seine Finger ab.

»Wir können morgen gehen!«, schlage ich vor.

»Super, dann morgen«, sagt Mathis.

»Okay, tschüss.« Ich schwinge mich aufs Fahrrad und fahre los. Die Quizshow kommt heute wirklich.

Was passt alles in eine Minute?

A: eine Kugel Eis

B: 10 Atemzüge

C: 60 Sekunden

In der Krippe sitzt Hannah mit ihrer Freundin Jule in der Spielecke. Alles gut.

»Na, ihr zwei.« Ich beuge mich zu ihnen runter. Stofftiere und Bauklötze liegen um sie herum. Hannah lacht und hält mir einen kleinen Stoffhund hin.

»Emy, komm, Hund spielen!«

Ich gucke meine kleine Schwester an und trotz Sommerhitze strömt eine Wärme durch mich hindurch. Ich nehme den Hund und sage: »Wuff. Wir gehen nach Hause.«

»Noch weiterspielen«, sagt Hannah.

»Hallo, Emely!« Svenja winkt mir zu.

Sie räumt am anderen Ende des Zimmers Bücher ins Regal, ich hatte sie gar nicht gesehen.

»Hallo, Svenja! Morgen ist Mama wieder dran. Sie musste heute noch was erledigen.«

»Alles klar.« Svenja nickt nur und räumt weiter auf.

Sie hat gar nicht danach gefragt.

Ich setze mich neben Hannah und lasse den Stoffhund über Bauklötze laufen. Man darf nicht schummeln, hat Mathis gesagt. Wann fängt schummeln an? Ich kann nicht weiter darüber nachdenken, weil Jule plötzlich aufspringt, über die Bauklötze stolpert und an die Tür rennt. Sie wird abgeholt.

Hannah will jetzt auch nach Hause, wir sagen Svenja Tschüss und gehen. Den ganzen Weg über erzählt mir Hannah gut gelaunt etwas über eine Sandburg. Sie hatte wohl einen echt guten Tag.

»Klingeln«, sagt sie im dritten Stock und ich hebe sie ein Stück hoch, damit sie bei Soukmans an die Klingel kommt. Sie drückt auf den Knopf und nimmt ihren Finger gar nicht mehr runter. Es klingelt und klingelt und klingelt.

»Hannah, es reicht«, sage ich grinsend. In dem Moment geht auch schon die Tür auf.

»Hier ist aber jemand übermütig!« Frau Soukman lacht uns an. »So munter sind die Jungs nicht mehr.« Hinter ihr kommt Lukas angeschlichen. Er drückt sich an meine Beine und gähnt. »Nico ist genauso müde, den kriege ich heute bestimmt schnell ins Bett.«

»Dann ist ja gut«, sage ich.

»Moment!« ruft Herr Soukman aus dem Flur und erscheint in der Tür. »Den darfst du auf keinen Fall vergessen.« Er drückt Lukas den blauen Flitzer in die Hand.

»Vielen Dank«, sage ich.

»Klar, kein Problem«, sagt er.

Frau Soukman streicht Lukas über den Kopf. »Und richte deiner Mama gute Besserung aus.«

Ich nicke. Schlucke den Kloß im Hals runter. Drehe mich um und schiebe Lukas und Hannah Schritt für Schritt die Stufen hoch. Oben stecke ich den Schlüssel ins Schloss, mache langsam die Wohnungstür auf.

Es ist still.

Es riecht nicht nach Kaffee.

Lukas verzieht sich ins Kinderzimmer. Hannah tapst hinterher. Ich gehe zur Schlafzimmertür, drücke mein Gesicht in den schmalen, offenen Spalt. Im Halbdunkel sehe ich Mamas braune Locken. Ein leises Schnarchen ist zu hören. Vorsichtig ziehe ich die Tür wieder zu.

In der Küche hole ich die Butter aus dem Kühlschrank, schmiere Brote. Als ich mit dem dritten Brot anfange kommt Lukas in die Küche. Er fährt mit seinem Auto zwischen meinen Füßen hin und her. Er ist auf einmal wieder hellwach und plappert pausenlos.

»Lukas, geh weg.« Ich will einfach nur in Ruhe Abendbrot machen. Er redet einfach weiter und stößt ständig sein Auto gegen meine Füße.

»Verdammt, zisch ab!« Mit einem Fuß schiebe ich ihn etwas zur Seite.

Er fängt an zu jammern, heult fast und krabbelt rasend schnell in sein Zimmer zurück.

Ach, Lukas! Ich lege schnell das Messer zur Seite und will ihm gerade hinterher laufen, da klingelt das Telefon.

»Papa!«

»Emely! Na, meine Große, wie war euer Tag?«

Die Stimme von Papa ist etwas laut. Im Hintergrund höre ich leise Musik aus dem Autoradio.

»Ich war mit Mathis Eis essen beim Zandonella.«

»Lass mich raten! Banane?«

»Du bist in der nächsten Runde, Papa!«

»Yeah, taaada! Am Wochenende gehen wir zusammen Eis essen.«

»Juhu!«

»Gibst du mir mal Mama?«

Mein Mund wird trocken. Mein Blick sucht die Wand ab – und hält sich an dem Foto fest, das am Kühlschrank hängt. Vom Kroatien-Urlaub. Das mit der Hängematte. Weil wir beide eine Weile still sind, hört man die Musik im Auto lauter. Der Refrain kommt. Eine Sängerin singt: »Don't give up.«

»Mama ist ein bisschen müde«, sage ich in das Lied hinein.

»Gib sie mir doch mal.« Papas Stimme klingt auf einmal auch müde.

Ich überlege kurz, ob sie im Bad sein könnte oder im Kinderzimmer Spielsachen aufräumt oder gerade Hannah wickelt. Sage aber: »Sie schläft schon.«

Das Lied geht zu Ende.

Jetzt ist das Radio einen Moment still.

So still, dass ich Papa leise seufzen höre.

»Wenn sie sich ausschläft, geht es ihr morgen bestimmt wieder besser«, sage ich und frage ihn nach seinem Tag, der A8 und dem Stau und erzähle ihm auch die Geschichte von Mathis und den Lüchsen.

Papa muss richtig lachen. Er lacht so laut, dass ich von dem nächsten Lied nicht einen Ton mitkriege – obwohl ich das Telefon fest an mein Ohr drücke. Ganz plötzlich hört Papa auf zu lachen. Er fragt nach Lukas und Hannah und sagt sehr ernst: »Ich bin morgen wieder da. Und ich hab dich sehr lieb.«

»Ich dich auch, Papa.«

»Schlaf gut – und: eins, zwei …«

Wie immer fängt Papa mit dem Zählen an, zusammen sagen wir:

» … drei!« Dann tutet das Telefon nur noch.

Wodurch entsteht ein Stau?

A: durch Überlastung: zu viele Autos, Unfall, Baustelle

B: durch Auffahren, Abbremsen und Kettenreaktionen

C: durch Träumen am Steuer

Ich stehe da, das Telefon noch in der Hand, und gucke wieder auf das Foto vom Kroatien-Urlaub. Wer würde beim Quizspielen was antworten? Papa würde sagen: »Ganz sicher, Antwort A.« Zu Lukas würde Antwort B passen. Er verursacht mit seinem Flitzer ständig Auffahrunfälle im Flur. Und Mamas Favorit wäre eindeutig Antwort C: Träumen am Steuer. Der Witz ist: In dem Fall hätten alle drei recht. Auf alle drei würde glitzernder Silberregen fallen! In meinem Kopf sehe ich Mama, Papa und Lukas tanzen. Lukas hüpft dabei wie ein Gummiball.

Es ist so still. Ich gehe ins Kinderzimmer, da sitzt Lukas mit Hannah auf dem Boden, sie spielen friedlich mit Bauklötzen. Er hat sich zum Glück beruhigt. Ich setze mich zu ihnen, stapele ein paar Klötzchen aufeinander und werfe sie um. Lukas will sofort auch Klötze umwerfen. Aber ich stoppe ihn, nehme Hannah hoch und sage: »Kommt, ihr zwei. Vom Spielen kriegt man Hunger. Es gibt Abendbrot.«

Tanzend gehe ich mit Hannah in die Küche, Lukas hüpft hinterher. Ich belege die geschmierten Butterbrote mit Käse und schneide für Hannah und Lukas auch Gurkenspiralen.

»Wie eine Luftschlange«, sagt Lukas als wir alle am Tisch sitzen. Er macht seinen Mund weit auf und lässt die Spirale von oben reinplumpsen. Hannah will es ihm nachmachen, sie trifft ihren Mund aber nicht gleich – die beiden kichern. Sie können echt niedlich sein. Ich schnappe mir eine von Hannahs Gurkenspiralen, lasse sie in meinen Mund fallen und mache Grimassen dabei. Hannah und Lukas jauchzen und nehmen sich weitere Gurkenspiralen. Ruckzuck sind ihre Teller leer.

Die Uhr am Herd springt um.

»Zeit fürs Bett, ihr Kichererbsen.« Ich hebe Hannah von ihrem Stuhl, gehe mit ihr und Lukas ins Bad, Zähne putzen, aufs Klo gehen, wickeln. Hannah bringe ich ins Kinderzimmer, lege sie in ihrem Schlafsack in ihr Gitterbettchen und gebe ihr einen Kuss. Sie plappert noch vor sich hin und schläft bald ein. Lukas schiebt seinen Flitzer noch über den Flur. Ich schnappe ihn, ziehe ihm den Schlafanzug an, will ihn auch ins Bett bringen. Er hampelt aber herum, entwischt mir und stößt auf einmal die Tür zum Schlafzimmer auf. »Lukas!« Ich springe hinterher. Er will zu Mama ins Bett klettern. Ich mache einen großen Schritt, ziehe ihn an seinem Schlafanzug zurück und halte ihn fest. »Sei leise, Mama schläft.« Sie liegt zusammengerollt im Bett, dreht uns ihren Rücken zu. »Sag Mama ›Gute Nacht‹«, flüstere ich in Lukas' Ohr.

»Gute Nacht, Mama!«, sagt er etwas zu laut.

»Pscht.« Ich lege einen Zeigefinger auf meine Lippen. Mama dreht sich im Bett um. Sie blinzelt uns an.

»Du bist ja schon im Schlafanzug«, sagt sie leise zu Lukas.

»Gute Nacht, Mama«, sagt Lukas noch einmal.

»Ihr müsst noch was essen.« Mama streckt eine Hand nach Lukas aus, streicht ihm übers Gesicht. Sie kämpft gegen die Schwere ihrer Augenlider. Immer wieder fallen sie zu.

»Wir haben schon gegessen. Es gab Käsebrote und Gurkenspiralen und alle Teller waren leer«, sage ich.

»Ach.« Mama zieht die Mundwinkel zu einem leichten Lächeln nach oben. »Dann ist gut.« Schon sind ihre Augen wieder geschlossen.

»Du musst auch schlafen«, sage ich zu Lukas, nehme seine Hand und bringe ihn ins Bett. Er lässt meine Hand nicht los und will noch kuscheln. Ich lege mich zu ihm, er schmiegt sich an mich und ich denke mir eine Geschichte für ihn aus: »Stell dir einen Stau vor«, flüstere ich Lukas ins Ohr, »der so lang ist, dass er von Zuhause bis nach Kroatien reicht. In dem Stau steht ein blauer Flitzer, der geheime Flügel hat. In dem Flitzer sitzen Papa, Mama, Hannah, du und ich. Wir breiten die Flitzer-Flügel aus und fliegen los. Einfach über den Stau drüber.«

Lukas schmiegt sich noch fester an mich, ich puste ihm ein bisschen durch seine strubbeligen Haare.

»Weiter erzählen«, sagt er.

»Wir fliegen über die vielen Autodächer«, erzähle ich weiter, »sehen Menschen, die aus den Autos steigen. Sie breiten auf der Straße Decken aus, machen Picknick, packen Spiele und Bälle aus. Rehe und Hirsche stehen überrascht am Straßenrand, gucken mit großen Augen dreimal nach rechts und links und überqueren gemütlich die Autobahn. Und weil auf der Autobahn Rehe spazieren, Limonade getrunken wird und Kinder Fußball spielen, wird die Autobahn gesperrt. Alle, die noch nicht auf der Autobahn sind, können einfach zu Hause bleiben … Gute Nacht, Rennfahrer.« Ich gebe Lukas einen Kuss und schwinge meine Beine aus dem Bett.

»Gehen wir morgen zu der Autobahn?«, fragt er.

»Das war eine Gute-Nacht-Geschichte. Du sollst schlafen.«

»Ich bin aber nicht müde«, murmelt er. »Ich will noch spielen.«

»Es ist schon spät, Lukas.«

»Aber …«

»Mach die Augen zu, okay!?«

»Es ist aber so dunkel«, sagt Lukas leise.

»Ich bleibe noch bei dir.«

Ich lege mich wieder zu ihm, kraule seinen Nacken. Er drückt sich an mich, wehrt sich noch gegen den Schlaf, seine Lider fallen aber immer wieder zu. Kurz darauf atmet er ganz ruhig. Ein. Aus. Ein. Aus. Ein. Aus.

Ich schrecke hoch, schüttele den Kopf. Irgendwas hat mich im Gesicht gekitzelt. Mist! Ich bin eingeschlafen. Wie spät ist es? Ich reibe mir kurz die Augen, schiebe Lukas' Beine zur Seite, schleiche mich aus seinem Bett und in mein Zimmer. Ich setze mich an den Schreibtisch, gucke auf mein Handy. Es ist noch gar nicht spät, ich hab nur ein paar Minuten geschlafen. Meine Augen sind müde, aber ich muss noch Hausaufgaben machen. Mathe geht schnell. Biologie ist auch nicht kompliziert. Nach dem Zähneputzen schaue ich durch die angelehnte Tür in Mamas Zimmer. Ihre Locken liegen ausgebreitet auf dem Kissen. Ihr Gesicht ruht sich in ihnen aus. Ganz friedlich sieht sie aus. Ihre Bettdecke hebt und senkt sich. Wenn die Decke runtergeht, höre ich ein leises Prusten. »Morgen ist ein neuer Tag«, flüstere ich und lausche noch einmal dem Prusten nach. Die Quizshow gucke ich nicht.

Bedeutet ein neuer Tag auch immer neues Glück?

Am nächsten Morgen werde ich wach, weil es in der Küche klappert. Schlagartig springt mein Gehirn an: Ist Lukas aufgestanden? Macht er ein großes Durcheinander? Aber dafür ist zu wenig Lärm. Er wäre lauter. Er würde rufen, quatschen, meckern. Ich lausche genauer. Tassen und Teller werden ausgeräumt, die Kühlschranktür ploppt auf und zu – und auf einmal weht ein Duft über den Flur: Kaffee! Mama!

Meine Haut fängt zu kribbeln an, mein Bauch wird ganz warm. Ich liege einen Moment ruhig da, höre den Geräuschen zu und schnuppere nach dem Kaffeeduft. Plötzlich halte ich es keine Sekunde länger aus und springe aus dem Bett.

»Guten Morgen, Mama.«

Mama steht am Herd und macht Milch warm. Sie dreht sich um, strahlt mich an. »Emely! Guten Morgen.«

Sie breitet die Arme aus, ich lege mich hinein, drücke mein Gesicht in ihre Locken, sauge ihren Geruch ein.

Sie riecht nach Kaffee und Schlaf. Mama gibt mir einen dicken Kuss.

»Ich wusste es«, murmele ich.

»Was wusstest du?«, fragt sie und guckt mich an.

»Dass heute ein neuer Tag ist.«

»Ja, klar! Jeder Tag ist ein neuer Tag.« Mama lacht und drückt mich noch mal ganz fest. »Und passend dazu gibt es gleich einen neuen Kakao.«

Sie knufft mich in die Seite, in mir breitet sich ein frisches Gefühl aus. Erst weht es nur durch mich hindurch, aber als ich am Tisch sitze und Mama mir den warmen Kakao hinstellt, ist es überall in mir drin. Mit beiden Händen nehme ich den Becher. Die Temperatur ist genau richtig – nicht zu heiß und nicht zu kalt. In kleinen Schlucken trinke ich den Kakao. In mir ist es gleichzeitig warm und frisch.

»Wann kommst du heute aus der Schule?«, fragt Mama. »Wir könnten zusammen einkaufen gehen. Vielleicht finden wir ein schönes T-Shirt für dich. Und heute Abend kannst du es Papa zeigen.« Sie schaut mich an, ihre Augen leuchten. Heute ist echt ein Glückstag!

»Oh jaaaa! Um zwei bin ich da.«

»Wir gehen einkaufen und holen danach Lukas und Hannah ab. Das ist doch ein schöner Plan«, sagt Mama.

Als hätte er gemerkt, dass es jetzt auch um ihn geht, kommt Lukas in die Küche. Er umarmt die Beine von Mama und sagt: »Mama, ich will auf der Autobahn ein Picknick machen!«

»Was willst du machen?« Mama nimmt seinen Kopf in ihre Hände und schaut ihn an. »Auf der Autobahn macht man kein Picknick, Lukas.«

»Doch, hat Emely erzählt«, sagt er.

Mamas Blick wandert zu mir rüber.

Ich zucke mit den Schultern. »Das war die Gute-Nacht-Geschichte. Hat total gut funktioniert. Er ist gleich eingeschlafen.«

»Ach so!« Mama wuschelt Lukas durchs Haar. »Am Wochenende können wir ein Picknick machen, aber garantiert nicht auf der Autobahn. Vielleicht im Park?«

»Jaaa!«, ruft Lukas und setzt sich an den Tisch.

Ich trinke meinen Kakao zu Ende und höre Mama und Lukas zu, die über Autobahnen, Rennstrecken, Spielplätze und Picknickplätze reden. Mama klingt total ausgeschlafen.

Irgendwann stehe ich auf, gehe ins Bad und hole die Schmetterlingsfee aus dem Becher. Ihre Flügel auf dem Griff sind schon etwas löchrig, sanft streiche ich drüber. »Danke«, sage ich leise, bevor ich sie in meinem

Mund verschwinden lasse, damit sie sich um meine Zähne kümmern kann.

»Tschüss, bis später!« Ich gebe Mama einen Kuss, schnappe meinen Rucksack und springe die Treppe runter. Auf dem unteren Absatz muss ich grinsen: Typisch! Heute steht Frau Zobel nicht im Weg. Die Fassadenbauer machen sich aber gerade an die Arbeit. Der mit dem Bart winkt mir zu. Im Hof rufe ich Moppel ein kurzes »Guten Morgen« zu und schwinge mich aufs Rad. Als Mathis um die Ecke biegt, habe ich schon drei Runden auf der Straße hinter mir. »Na, endlich«, begrüße ich ihn, schneide eine Grimasse und zische davon.

»Yleme, was hast du denn heute Morgen gegessen?«, ruft er und versucht mich einzuholen.

Ich drehe mich um: »Los, mach mal Tempo! Du bist ein Faultier heute.« Wild trete ich in die Pedale und fahre als Erste durch das Schultor. »Gewonnen!«, rufe ich, als Mathis um die Ecke kommt. Er lächelt zerknittert und klatscht mich ab.

»Faultiere sind übrigens gar nicht faul. Sie sind nur langsam«, sagt er.

»Eben. Wie du heute«, sage ich.

Mathis grinst.

Was kann faul sein?

A: ein Faultier

B: ein Apfel

C: ein Gefühl

In der großen Pause stehe ich mit Mathis, Alima, Karl und Adnan an der Tischtennisplatte im Schulhof. Mathis und Karl breiten ihre Fußballkarten auf der Platte aus und stellen Mannschaften auf. Sibel kommt dazu. Hat sie schon den ganzen Tag ein T-Shirt mit Punkten an? Ist mir noch gar nicht aufgefallen.

Auf einmal schlendert Frau Berger zu uns rüber. Sie hat Pausenaufsicht.

»Na, was habt ihr hier?« Sie beugt sich etwas vor, betrachtet die Mannschaften und sagt: »Die Fußballbilder könnt ihr auch in eure Collage kleben.«

Sie kann es echt nicht lassen. Wir sollen vor den Ferien für Kunst eine Collage fertig haben und bei jeder Gelegenheit erinnert sie uns daran. Sie nimmt nun aus Mathis' Aufstellung den Stürmer von Uruguay und hält ihn sich vors Gesicht. Mathis tippelt von einem Fuß auf den anderen.

»Ähm, Frau Berger, Sie machen die Viererkette kaputt.« Seine Augenbrauen rutschen eng zusammen.

»Viererkette?« Frau Berger guckt den Stürmer aus Uruguay genauer an. »Er trägt keine Ketten, Mathis.«

Mathis verdreht die Augen, wir anderen grinsen und gucken uns nicht an, damit wir nicht laut losprusten.

»Viererkette ist eine Taktik im Fußball«, sagt Mathis sehr bestimmt. »Nichts für um den Hals.«

»Ach so! Ich hatte schon Sorge, dass er mir Konkurrenz macht.« Sie zwinkert kurz und deutet auf die bunte Kette, die sie heute trägt. »In die Collage kannst du ihn trotzdem einbauen«, sagt sie. Und nach einer kleinen Pause: »Er macht schwer was her, mit all seinen Pokalen.«

Mathis guckt mit tausend Fragezeichen im Gesicht in die Runde. Bei Frau Berger weiß man manchmal echt nicht genau, wie ernst sie etwas meint. Aber vielleicht hätte er mit dem Stürmer in seiner Collage ja wirklich eine Chance in Kunst?

Frau Berger legt den Stürmer wieder in die Reihe und geht weiter. Wir können das Lachen nicht mehr halten und kichern los.

»Hey, geht's noch?« Mathis schüttelt entsetzt den Kopf. »Ich klebe einen Weltklasse-Fußballer doch nicht in eine Hausaufgabe für Kunst.«

»Und ausgerechnet Uruguay!«, pruste ich heraus.

Mathis grinst mich an.

»Du könntest ihn aber tauschen.« Karl begutachtet den Stürmer. »Ich biete dir dafür …«

»Niemals«, fällt ihm Mathis ins Wort. »Spieler aus Uruguay tausche ich nur im Notfall.«

Karl zuckt mit den Schultern. Er hakt nicht nach.

»Übst du das nächste Mal einen Trick mit mir?« Alima steht auf einmal neben mir. Sie kommt erst seit ein paar Wochen in den Skatepark. Seit ihr kleiner Bruder auf der Welt ist, braucht sie einen Ausgleich, hat sie lachend gesagt. Sie steht noch ganz schön wackelig auf dem Board.

»Klar! Wir können gleich anfangen«, sage ich, springe auf das kleine Mäuerchen hinter der Tischtennisplatte und stelle mich so hin, als hätte ich mein Skateboard unter den Füßen. »Los, komm!«

Alima zögert einen Moment, springt dann aber neben mich. Ich will ihr gerade was zur Gewichtsverlagerung beim Ollie erklären, da klingelt es zu den letzten zwei Stunden. Heute stellt ständig jemand die Uhr vor.

Wie baut man eine Fassade?

Ich beeile mich, nach Hause zu kommen, stelle das Fahrrad ab und gehe kurz bei Moppel vorbei. Er sitzt schon an der Stalltür.

»Moppel, ich kann heute nicht lange bleiben. Mama geht mit mir einkaufen!« Ich kraule ihn hinter den Ohren. »Sie hat es heute Morgen versprochen.« Hat sie. Wirklich. Ich rücke nah an den Maschendraht heran. »Versprochen, hörst du?«, flüstere ich in sein Ohr.

Moppel dreht seinen Kopf zu mir und schnuppert an meinen Fingern.

»Genau. Also, bis morgen, Moppel.« Ich hebe zum Abschied die Hand und hüpfe über den Hof.

»Hallo!«, rufe ich dem Fassadenbauer mit dem Bart zu. Er dreht sich auf dem Gerüst um, hebt eine Hand und arbeitet gleich weiter.

Rein in den Hausflur, die Treppen hoch. Auf den letzten Stufen hole ich schon den Schlüssel heraus und schließe die Wohnungstür auf: »Ich bin da, Mama!«

Keine Antwort.

In meinem Bauch fängt es an zu schrumpeln. Langsam setze ich den Rucksack ab. Bleibe lauschend im Flur stehen.

»Gehen wir gleich los!?«

Nichts.

»Mama?«

Es ist nur still.

Mein Herz wird eng. Mein Kopf schlagartig leer. Da ist nur Rauschen. Meine Beine bringen mich in die Küche. Irgendwie. Von alleine. Auf dem Küchentisch liegt ein Zettel:

Emely, es tut mir leid. Wir gehen bald zusammen einkaufen. Ganz bestimmt. Frau Soukman holt Lukas vom Kindergarten ab. Ich hab dich lieb.
Kuss, Mama.

Ich starre auf den Zettel. Die Buchstaben verschwimmen. Der Zettel verschwimmt. Der Küchentisch verschwimmt. Das Rauschen im Kopf wird lauter. Es dröhnt. Es dröhnt so laut, dass ich mir die Ohren zuhalten will. Irgendwann setzen meine Beine einen Fuß vor den anderen, bringen mich ins Schlafzimmer.

Mama liegt auf ihrer Bettdecke. Mit Hannah im Arm. Ich gehe näher an das Bett heran. Hannah hat ihren Schlafanzug noch an, ihre rechte kleine Hand umklammert einen von Mamas Zeigefingern. Mama liegt da. Ihre Locken breiten sich wild über das ganze Kissen aus.

Neues Gestrüpp.

Ich hätte Hannah in die Krippe bringen sollen.

Ich schaue Mamas Locken an, mache irgendwann einen Schritt rückwärts und trete auf etwas drauf. Es ist der Stift, mit dem sie den Zettel geschrieben hat. Ich hebe ihn auf. Versprochen ist versprochen. Eigentlich. Meine Finger spielen an dem Stift herum. Mein Kinn fängt an zu zittern. Ich schlucke, blinzele. Meine Fingernägel bohren sich in meine Handflächen. Plötzlich strampelt Hannah mit ihren Beinchen, sie gluckst im Traum. Ich drehe mich um und verlasse schnell das Schlafzimmer. Aus den Augenwinkeln sehe ich auf dem Boden etwas glitzern.

Sie hat es versprochen, Moppel. Wirklich. Ich stehe in meinem Zimmer am Fenster, drücke meine Stirn gegen die Scheibe, sehe Moppels Stall. Aber Mama kann nichts dafür, dass das Gestrüpp immer wieder wächst, hörst du. Die Scheibe an der Stirn ist kühl. Ich presse auch meine Hand drauf. Wenn es Löwenzahn wäre, könntest du es wegfressen, Moppel.

Wie nennt man es, wenn ein Versprechen gebrochen wird?

A: Wortgebrechen

B: Bruchwort

C: Wortbruch

Irgendwann hole ich meinen Rucksack, setze mich wie ferngesteuert an den Schreibtisch, packe meine Hefte aus. Ich versuche mich auf Deutsch zu konzentrieren, direkte und indirekte Rede, aber das Rauschen im Kopf ist noch da. Ich gucke in mein Heft, zum Fenster raus, wieder in mein Heft, da pfeift es auf einmal ziemlich laut. Ich springe hoch, sprinte ins Bad – von dort kann man die Haustür am besten sehen – und reiße das Fenster auf. Mathis fährt unten mit seinem Skateboard herum.

»Mathis, nicht so laut!«

Er hebt den Kopf.

»Warum hast du keine Nachricht geschickt?«, frage ich halblaut.

»Hab ich«, ruft er halblaut zurück und zeigt auf sein Skateboard.

KLONG!!! Das Gerüst vorm Fenster scheppert plötzlich. Warum machen die jetzt Lärm? Mathis pfeift noch mal – immerhin leiser.

»Ich komme ja«, flüstere ich mit großen Mundbewegungen und schließe das Fenster.

Im Flur suche ich in meinem Rucksack mein Handy und entdecke die Nachricht von Mathis. Ich schreibe Papa, dass ich zum Skatepark fahre. Unter Papas Handynummer steht die von Mama. Wo ist ihr Handy überhaupt? In der Küche stopfe ich mir noch einen Keks in den Mund. Mein Blick fällt auf den Zettel.

Tut mir leid.

Ganz bestimmt.

Hab dich lieb.

Kuss.

Wortbruch.

Ich nehme einen Kugelschreiber vom Küchenschrank, streiche Mamas Sätze durch und schreibe drunter: *Bin im Skatepark.*

Mit meinem Board unter dem Arm springe ich die Treppe runter. Im Erdgeschoss kommt Frau Zobel gerade wieder zur Wohnungstür raus. Aber heute bin ich einen Tick schneller als sie und schon halb draußen.

»Dir müsste man mal eine Bremse einbauen«, ruft sie mir hinterher, da fällt die Haustür zu.

Ich springe auf mein Board. Bremsen? Auf keinen Fall. Mathis wartet.

Im Skatepark fegt Dario aus der Parallelklasse über den Platz. Er ist einer der Besten, fährt gerade in der Rampe einen 180 Kickflip – und steht den echt sauber! Am Rand sitzen drei Jungs aus seiner Klasse, sie jubeln und klatschen Applaus. Auf dem ganzen Platz rollen Räder und klackern Boards. Alima ist da, ihre grünen Haarspitzen leuchten.

»Hey!«, rufe ich ihr zu, während ich neben Mathis auf den Beton fahre.

Ich fahre einmal über den Platz, die Geschwindigkeit verdrängt das faulige Gefühl im Bauch. Ich grinde über Kanten und Geländer und es wird immer luftiger in mir.

Mathis fährt zu Alima, ich fahre um die beiden herum.

»Er schreit so, wenn er Hunger hat«, sagt Alima und hält sich aus Spaß die Ohren zu. Sie redet von ihrem kleinen Bruder und lacht dabei.

Ich fahre noch mal los, springe über eine Treppe, fliege, hänge einen Moment zwischen Himmel und Erde, möchte das Gefühl festhalten – wackele aber plötzlich und verliere fast das Board. Verdammt. Ich war zu schnell. Viel zu schnell. Bloß nicht das Gleichgewicht verlieren, einfach festen Boden unter die Füße kriegen. Die Rollen setzen auf, das Board schlingert, ich sehe mich schon kippen – schaffe aber eine kleine Kurve und stehe sicher. Puh. Das war knapp.

Auf einmal merke ich, dass Mathis, Alima und alle anderen am Rand total still sind. Ich fahre auf sie zu. Alima spielt nervös an ihren Haaren herum. Mathis schüttelt den Kopf.

»Emely, was war das denn?«, fragt er.

»Ging doch noch mal gut«, sage ich und grinse leicht.

»Hätte aber auch schiefgehen können.« Er guckt mir fest in die Augen. »Du wärst fast auf Klotz 3 gelandet.«

Auf Klotz 3!?

»Da kommt man von der Treppe normalerweise gar nicht hin!«

Den großen Klotz habe ich diesmal überhaupt nicht bemerkt.

»Du hattest richtig Glück«, sagt Alima, als ich mich etwas benommen neben sie setze.

Wann hat man Glück?

A: Wenn man morgens einen Kakao gemacht kriegt.

B: Wenn man die Quizshow gewinnt.

C: Wenn man nicht auf einem Betonklotz landet.

Auf dem Heimweg reden Mathis und ich nicht viel. Wir fahren einfach die Bürgersteige entlang. In meinem Kopf schwirrt die Frage mit dem Glück herum. Mathis guckt manchmal unauffällig zu mir rüber. Fast unauffällig. Vorm Gutknecht will ich Tschüss sagen, da bremst er plötzlich.

»Vom Skateboardfahren kriegt man total Hunger!«

Ich stoppe mein Board.

»Erst recht, wenn man so hoch fliegt wie du, oder!?« Er hat dieses Blitzen in den Augen. Bevor ich antworten kann, sagt er schon: »Wir könnten beim Gutknecht vorbeischauen.«

Ich schiebe mein Board vor und zurück. Ich habe gerade keine Lust auf den Gutknecht. Ich will heim.

»Ich hab keinen Hunger.«

»Echt nicht?« Mathis zieht die Augenbrauen hoch.

Will ich wirklich heim?

»Also, ich könnte eine ganze Tüte Gummibärchen essen«, sagt Mathis. »Oder viel besser …« Seine Augen blitzen noch mehr. »... eine ganze Schüssel Kartoffelsalat!«

Kartoffelsalat. Mit Gewürzgurken drin. Sein Lieblingsessen. Früher hat er oft bei uns gegessen und mit Mama gewettet, wer mehr davon schafft. Ich stelle mein Board auf die hinteren Rollen.

»Gibt's bei euch bald mal wieder Kartoffelsalat?«, fragt er.

Die Rollen laufen hier nicht rund. Der Boden ist uneben.

Kartoffelsalat.

»Nee, Mama mag den nicht mehr so.«

Mathis guckt mich an. »Sie mag den nicht mehr?« Der Satz hat mindestens 100 Fragezeichen. »Wie kann man Kartoffelsalat nicht mehr mögen?« 200 Fragezeichen.

»Weil ...« Ich ziehe das Schlüsselband aus meiner Hosentasche. Wickele es um meine Finger. Einmal, zweimal. Wieder zurück. Einmal, zweimal.

»Weil ...?« Mathis schiebt seinen Kopf etwas vor. Fast so wie Herr Schneider, wenn er auf eine Antwort wartet.

»... weil, sie eine Allergie hat!« Das Schlüsselband schnürt meine Finger fast ab.

»Gegen Kartoffelsalat? Echt?« Mathis schüttelt leicht den Kopf.

Ich starre über seine Schulter auf das Ladenschild vom Gutknecht. Beim letzten »T« fehlt unten ein Stück, einfach abgebrochen. Ist mir bisher nie aufgefallen.

»Schräge Allergie«, sagt er. Und dann fällt ihm ein, dass es bei ihm zu Hause heute Abend Spaghetti mit Tomatensoße gibt. Sein zweitliebstes Lieblingsessen. Er hat es auf einmal verdammt eilig.

Wie löst man einen Kreuzknoten?

Zu Hause gehe ich direkt zu Moppel. »Hallo, Moppel, ich noch mal«, sage ich leise und lehne mein Board an den Schuppen. Ich knie mich vor die Stalltür und presse meine Hand ganz flach auf den Maschendraht. Moppel kommt angehoppelt. »Haben Kaninchen auch Allergien?« Vorsichtig öffne ich die Tür und drücke ihn an mich. Meine Finger schieben sich in sein weiches Fell.

»Menschen können gegen alles Mögliche eine Allergie haben. Gegen Katzenhaare, gegen Staub, gegen Gräser, gegen Milch.« Ich streiche Moppels lange Ohren zurück. Wieder und immer wieder. »Im Internet stand sogar mal was von einer Allergie gegen Zahnpasta. Eine Zahnpasta-Allergie! Das klingt doch unglaublich, oder?« Moppel sitzt ganz ruhig in meinem Arm. »Wenn es eine Zahnpasta-Allergie gibt, kann Mama auch gegen Kartoffelsalat allergisch sein.«

Er hebt den Kopf und guckt mich mit seinen runden Augen an. Ich drücke eins seiner Ohren zu mir.

»Na also. Wenn du das verstehst, kann Mathis das auch verstehen«, flüstere ich hinein. Ich lasse sein Ohr los, setze ihn in den Stall zurück und gehe.

Im dritten Stock klingle ich bei Soukmans, Lukas ist bestimmt noch dort. Herr Soukman macht auf, hinter seinem Rücken schaut Nico hervor.

»Hallo«, sage ich und warte darauf, dass Lukas zur Tür gelaufen kommt.

»Ah, Emely«, sagt Herr Soukman. »Da hat dich deine Mama heute überholt.«

Ich stehe da, starre ihn an und kapiere erst mal gar nichts. Wie überholt?

»Du machst auf einmal ein Gesicht wie ein Auto.« Herr Soukman lacht. Und welches Auto? Ich frage mich gerade, ob Herr Soukman zu oft mit Nico und Lukas und dem blauen Flitzer spielt, da sagt er: »Deine Mama hat Lukas schon abgeholt.«

»Oh.« Mehr bringe ich nicht heraus.

Frau Soukman erscheint gutgelaunt an der Tür. »Emely, schön, dass sich deine Mama heute so schnell erholt hat!

Ich nicke und gehe. Herr Soukman ruft mir lachend noch etwas hinterher. Ich höre es nicht mehr. Ich stehe schon oben vor unserer Wohnungstür.

Als ich aufschließe, weht mir frische Luft entgegen und ein leichter Kaffeeduft. Ich mache zwei Schritte in den Flur. Im Wohnzimmer raschelt es.

»Emely!?«

Warum ist sie JETZT wach?

Ich stelle mein Board ab.

Warum nicht VORHIN?

Ich gehe ins Wohnzimmer. Sie liegt auf dem Sofa, Lukas hat sich zu ihr unter die Decke gekuschelt.

»Emely.« Sie streckt eine Hand nach mir aus.

Meine Beine bleiben wie angewurzelt stehen.

Sie streckt mir die Hand immer noch hin.

Schritt für Schritt gehe ich auf sie zu, beuge mich zu ihr, drücke mich leicht an sie. Sie nimmt mein Gesicht in ihre Hände, guckt mir in die Augen. Müde. Obwohl sie den ganzen Tag im Bett und auf dem Sofa lag.

»Ich wollte mit dir einkaufen gehen. Ich wollte es so sehr«, murmelt sie.

Ich gucke an ihr vorbei, ziehe meinen Kopf aus ihren Händen und setze mich schnell in den Sessel. Meine Arme umklammern meine hochgezogenen Beine, wie festgeschnürt.

Es klappt nie, hämmert es in meinem Kopf.

NIE.

Und die Quizabende klappen auch nicht mehr.

NIE. NIE. MEHR.

Ich starre über meine Knie in den schwarzen Fernseher.

Das Hämmern in meinem Kopf hört nicht auf.

NIE. NIE. NIE. MEHR.

Warum kriegt sie es nicht hin?

Weil ich nicht wichtig bin. Egal.

»Wie war es im Skatepark?«, fragt Mama plötzlich.

Ich spüre ihren Blick auf mir.

»Gut«, sage ich. Und nach einer Weile. »Ich bin ganz hoch gesprungen.«

»Wow, toll!«, sagt Mama.

Und wäre fast auf dem größten Klotz im Skatepark gelandet, denke ich. Sage aber nichts.

»Papa hat vorhin angerufen.«

Angerufen? Wollte er nicht gleich hier sein? Meine Arme schlingen sich fester um meine Beine. Ich starre weiter auf den schwarzen Bildschirm.

»Er kommt etwas später.«

SPÄTER.

Warum kann Papa nicht Biologielehrer sein?

»Er steht leider im Stau.«

STAU.

Oder eine Eisdiele haben?

»Wenn Papa da ist, kochen wir Nudeln mit Tomatensoße. Was meinst du?«, fragt Mama.

»Nudeln!«, ruft Lukas unter der Decke hervor und strampelt vor lauter Vorfreude mit den Beinen. Mama kitzelt ihn etwas, Lukas fängt an zu kichern und zu lachen und ruft: »Spaghetti, Spaghetti!« Er strampelt noch heftiger und bringt dadurch auch Mama zum Lachen.

Ich schaue den beiden zu, höre Mamas warmes Lachen. »Okay«, sage ich leise und meine Arme rutschen an meinen Beinen runter. Wie Schnüre, wenn man bei einem Paket den Knoten aufmacht.

Mama lehnt sich auf einmal zu mir rüber, sie streckt ihre Arme nach mir aus und versucht auch mich zu kitzeln. »Hilfe, ich will nicht!«, rufe ich. Ich drehe und winde mich auf dem Sessel, dass er quietscht. Mama erwischt mich aber doch. Sie lässt sich nicht abschütteln. Sie kitzelt mich so, dass ich auch lachen muss.

Welche Momente sind schön und lang?

A: Fusilli-Momente

B: Spaghetti-Momente

C: Penne-Momente

»Hallo! Was ist denn hier los?« Papa steht auf einmal in der Wohnzimmertür. Vor lauter Gelächter haben wir ihn gar nicht kommen hören.

»Papa!« Ich befreie mich aus Mamas Armen, springe hoch und Papa an den Hals. Er drückt mich an sich.

»Ist leider etwas später geworden.«

»Schon gut«, sage ich über seine Schulter. »Du kannst ja nichts dafür, oder?«

»Hör mal!« Papa kneift mich in die Seite. Ich gebe ihm einen Kuss und lasse ihn los.

Da hängt auch schon Lukas an Papas Bein und ruft wieder: »Nudeln, Nudeln!« Papa nimmt ihn hoch, klemmt ihn sich unter den Arm, geht mit ihm zu Mama, gibt ihr einen Kuss.

Kurz darauf kocht auf dem Herd das Wasser für die Spaghetti, in einem anderen Topf blubbert Tomatensoße. Es wird ganz warm in der Küche. Papa hat Hannah aus ihrem Bettchen geholt, sie sitzt in ihrem Stuhl. Ich stehe neben Papa und erzähle ihm von der Schule, dem Skatepark und den Tricks.

»Ich übe gerade den Lipslide«, sage ich, hole mein Handy und zeige ihm Skate-Videos aus dem Internet. »Er klappt aber noch nicht richtig.«

»Morgen führst du mir alles vor«, sagt Papa und rührt weiter in der Tomatensoße.

»Klar!« In meinem Bauch wird es so warm wie in der Küche.

Ich decke den Tisch, Papa macht Musik an, unterm Tisch liegen noch Spielsachen von Lukas und ein Saftkarton, aber das ist egal. Beim nächsten Lied dreht Papa die Musik lauter und singt mit:

»Oh, yeah, yeah, yeah ...
I got a heart, got a heart full of sunshine,
I got a love and I know that it's all fine, oh, oh-oh«

Ich singe auch mit. Hannah wackelt in ihrem Stuhl mit ihren Beinchen. Lukas kommt angelaufen und hüpft herum und auf einmal steht Mama in der Tür. Ich tanze zwei Schritte auf sie zu und um sie herum. Sie nimmt meine Hand und wippt leicht mit der Musik mit. Ihre müden Augen lächeln.

Was passiert, wenn Stimmung schaukelt?

Papa steht im Skatepark am Rand, klatscht Applaus und ruft viel zu laut: »Super, Emely!«

Ich muss grinsen, während ich von der kleinen Rampe fahre. Das war noch gar nichts! Er will alle Tricks sehen, hat er gesagt. Also los! Ich nehme Schwung und fahre an Alima vorbei, die den Ollie übt. Karl ist da, er grindet an einem Geländer. Ich drehe eine Kurve um ihn herum, stoße mich ordentlich ab und fahre zur Halfpipe. Am Rand setze ich mein Board an, verlagere mein Gewicht und fahre die Wand runter. Nutze den Schwung und fahre immer schneller hin und her, das gleichmäßige Geräusch der Rollen treibt mich an, ich stehe fast waagerecht in der Luft, fahre noch höher, springe mit dem Board, drehe mich in der Luft und ab geht's wieder zur anderen Seite. Nach zwei, drei Sprüngen rolle ich aus und auf Papa zu.

»Das sah toll aus.« Er hält mir die Hand hin, ich springe vom Board, wir klatschen uns ab.

»Ja, hat ganz gut geklappt«, sage ich.

»Das ist bestimmt schwer.« Papa guckt mich mit leuchtenden Augen an.

»Naja, für dich wäre es schwer. Sonst ist es so mittel«, sage ich und zwinkere ihm zu. »Willst du mal probieren?« Ich schiebe ihm das Board vor die Füße.

Papa holt gerade Luft, um zu protestieren, da bremst Alima vor uns. Sie hat meinen Satz gehört und sagt zu Papa: »Die Tricks, die Emely fährt, sind viel schwerer als mittel.«

Papa lacht sie an und nickt. »Da hätte ich drauf wetten können!« Alima strahlt Papa an.

Ich gucke über den Platz, das Geräusch der klackernden Boards macht mich ganz kribbelig. Plötzlich habe ich das Lied von gestern Abend im Kopf, ich summe vor mich hin, hole Schwung und fahre noch mal los, vorbei an Klotz 3, der mir heute definitiv nicht in die Quere kommt. Ich rolle zu der großen Rampe. Papa applaudiert schon wieder, ruft und feuert mich an. Es ist ein bisschen peinlich.

Wann ist ein Trick schwer?

A: Wenn er eine 360° Drehung enthält.

B: Wenn andere zusehen.

C: Wenn man ihn nicht als Trick erkennt.

»Aufstehen, ihr Langschläfer!« Papa reißt meine Zimmertür auf. »Raus aus den Federn!«

»Jetzt schon?« Ich ziehe die Bettdecke über den Kopf.

»Was heißt hier: Jetzt schon?« Papas Stimme dringt dumpf an mein Ohr. »Der halbe Tag ist vorbei.« Ich gähne und recke mich – und liege plötzlich ohne Decke da.

»Papa!«

Er grinst. »Deine Geschwister schlafen auch noch.«

»Wenn das so ist …« Ich ziehe die Decke wieder über mich.

»Pssst«, flüstert Papa nah an meinem Ohr. »In der Küche gibt es aber frische Brötchen vom Bäcker Schilling. Es gibt Käse, Wurst, die beliebte Nuss-Nougat-Creme und Kakao in perfekter Temperatur …«

»Bin schon wach!« Ich springe aus dem Bett, drücke Papa einen Kuss auf die Backe und laufe in die Küche. Ich rutsche auf die Bank, nehme den Kakaobecher mit der perfekten Temperatur in meine Hände, schaue über den vollen Tisch – und denke:

Wann hat man Glück? Antwort A!

»Schnell das Lieblingsbrötchen sichern!« Papa kommt mit Lukas und Hannah in die Küche und zwinkert mir zu. Mama folgt ihnen.

»Guten Morgen, Große.« Sie streicht mir über den Kopf und setzt sich zu mir auf die Bank. Es duftet nach Kaffee und alle kauen und reden.

Irgendwann sagt Papa: »Okay, anziehen, Sachen packen. Wir haben ja noch was vor.«

Lukas springt aufgeregt von seinem Platz, hüpft in der Küche herum und ruft: »Picknick, Picknick!«

Papa schmiert die restlichen Brötchen und packt sie in die große Einkaufstasche, wir verschwinden in den Zimmern und im Bad – und als alle fertig sind, gehen wir los. Lukas hüpft die Treppen runter. Ich gehe hinter Mama. Sie hat ihr buntes Kleid an. Sie sieht aus, als wenn sie gerade erst aus dem Urlaub zurückgekommen wäre.

Nach dem Picknick geht es zum Spielplatz, damit Lukas noch etwas toben kann.

»Zum Abschluss ein Eis für alle!?«, fragt Papa.

»Ja? Nein? Vielleicht?«, frage ich und Lukas und Mama rufen laut: »Jaaa!«

Papa hält sich aus Spaß die Ohren zu und streckt mir dann eine Hand hin: »Kommst du mit?«

Zusammen gehen wir zum Zandonella. Mama bleibt mit Lukas und Hannah auf dem Spielplatz. Als wir auf dem Rückweg um die Ecke biegen, höre ich Hannah brabbeln und ein hohes Wimmern. Papa wird auf einmal ganz hektisch.

»Nimm«, sagt er mit einer harten Stimme, drückt mir die eingepackten Eisbecher in den Arm und läuft los.

Langsam gehe ich weiter. Die Luft um mich herum fängt an zu flirren. Es fühlt sich an, als könnte gleich etwas passieren, aber man weiß nicht, was und ob überhaupt. Ich setze einen Fuß vor den anderen – und sehe Mama.

Zusammengekauert hockt sie neben dem Klettergerüst. Hannah sitzt auf dem Sandboden vor ihr. Papa steht zwischen den beiden. Hannah streckt ihm die Arme entgegen, er nimmt sie hoch. Mama starrt auf den Boden.

Mein Bauch wird plötzlich kalt. Ich merke, dass ich die Eisbecher an mich gedrückt habe.

Wo ist Lukas? Mein Blick sucht den Spielplatz ab – er sitzt auf der Schaukel. Okay. Weiter. Schritt. Schritt. Noch ein Schritt. Drei Schritte vor Papa bleibe ich stehen. Er beugt sich mit Hannah im Arm zu Mama runter.

»Es ist nichts Schlimmes.«

Lukas kommt angelaufen. Er zeigt auf das Klettergerüst: »Hannah ist da dran gelaufen.«

Hannah lacht, Papa streicht ihr über die Stirn.

»Das wird nur eine kleine Beule«, sagt er. »Da kommt gleich Eis drauf, dann ist die morgen wieder weg.«

»Aber nicht mein Eis!«, ruft Lukas und will sofort seinen Eisbecher haben.

»Nein, keine Sorge.« Papa verzieht für Lukas seinen Mund zu einem Lächeln und setzt Hannah wieder in den Sand.

Mama sagt nichts.

Sie lächelt auch nicht.

Sie hockt nur da.

»Mein Eis!!!« Lukas steht vor mir und zupft an dem Einpackpapier. Papa nimmt mir die Eisbecher aus dem Arm, reißt das Papier weg und drückt Lukas seinen Becher in die Hand. Sofort fängt er an, das Schokoladeneis zu löffeln.

»Hannah geht es gut«, sagt Papa noch mal ganz ruhig zu Mama.

Wir setzen uns auf das kleine Mäuerchen am Sandkasten. Papa will Mama ihr Eis geben. Aber sie reagiert nicht. Sie starrt nur vor sich hin. Wie damals. Als Hannah im Krankenhaus war.

Am nächsten Morgen kommen Stimmen aus der Küche. Ich liege im Bett, lausche und erkenne die Stimmen von Papa und Onkel Hanno. Papas Reisetasche steht gepackt im Flur.

»Guten Morgen, Emely!« Onkel Hanno wirbelt in der Küche herum und stellt mir sofort einen Becher heißen Kakao hin.

Papa sortiert am Tisch seine Arbeitsunterlagen, räumt sie in seine Aktentasche. Er schiebt ein paar Papiere zur Seite und drückt mich an sich. »Na, gut geschlafen?«

»Hmmm.« Ich rutsche verschlafen auf die Bank und nehme den Kakaobecher in meine Hände.

»Ihr seid ja ein gutes Team«, sagt Papa und guckt zwischen Onkel Hanno und mir hin und her.

»Klar«, antwortet Onkel Hanno – mit so einer Betonung, dass es da überhaupt keinen Zweifel geben kann.

»Das mit dem Kakao klappt immer gut«, murmele ich und trinke einen Schluck. Hanno lacht.

»Hanno ist die nächsten zwei Tage da«, sagt Papa.

»Musst du wieder auf die A8?«

»Ja, führt leider kein Weg daran vorbei.«

»Also keine Rehe auf der Autobahn.«

»Was?«

»Nix«, sage ich und trinke schnell den zweiten Schluck, damit der Kloß im Hals runterrutscht. Papa lächelt mich an und sortiert seine Papiere weiter. Onkel Hanno hat meinen Satz genau gehört.

»Keine Rehe, aber Schlangen«, sagt er und zwinkert mir zu.

Schlangen? Kobras oder was? Es ist noch früh.

Er sieht meinen Gesichtsausdruck, grinst und sagt: »Autoschlangen.«

Wie kann er so früh so wach sein?

»Guten Morgen.« Mama steht im Türrahmen.

»Guten Morgen, Mama!«

Sie hat ihre flauschige Strickjacke übergezogen, ihre Locken sind mit einem Haargummi zusammen gebunden. Sie sieht ausgeschlafen aus.

Papa steht auf und gibt ihr einen Kuss. Hanno gießt ihr einen Becher Kaffee ein und stellt mir ein Müsli hin. Er weiß echt, was zu tun ist. Mama rutscht zu mir auf die Bank, nimmt mich in den Arm, ich kuschele mich an sie.

»Das war vielleicht eine wilde Nacht«, sagt sie.

Die Sache vom Spielplatz hat sie offenbar vergessen.

»Ich habe was Aufregendes geträumt …« Sie erzählt, dass sie im Traum als Reiseleiterin in einem völlig fremden Land unterwegs war. Sie kannte sich überhaupt nicht aus und sollte Urlaubern die Sehenswürdigkeiten zeigen. »Im Traum konnte ich das total gut«, sagt sie lachend.

Mama geht dann mit einem Becher Kaffee wieder ins Schlafzimmer. Sie legt sich noch mal hin. Papa geht ihr nach.

Über was reden sie? Über gestern?

Über die Silberpapierchen?

Ich esse mein Müsli. Hanno räumt Geschirr ein.

»Und was hast du geträumt?«, fragt er.

Ich schiebe einen Löffel Müsli in meinen Mund. Habe ich was geträumt? »Darüber muss ich kurz nachdenken.«

»Emely!« Er lacht. »Nachdenken hilft oft, aber nicht immer.«

»Ich kann mich aber selten an Träume erinnern«, sage ich. »Nur die von tagsüber vergesse ich nicht.«

»Und von was träumst du tagsüber so?«, fragt er.

Ich kaue auf meinem Müsli herum, will gerade antworten, da kommt Papa wieder. Er setzt sich zu mir und drückt mich noch mal an sich.

»Ich muss los.« Er holt tief Luft. »Hanno ist da«, sagt er. »Ich auch bald wieder. Und wenn was ist …«

»… hm, ich weiß«, murmele ich.

»Was weißt du denn?« Papa lächelt leicht.

»Ich kann immer anrufen.«

»Die Kandidatin ist eine Runde weiter.« Er zwinkert mir zu und flüstert in mein Ohr: »Ich hab dich lieb.«

Ich gebe ihm einen Kuss.

Als die Wohnungstür ins Schloss fällt, laufe ich ins Bad, mache das Fenster auf und gucke durch das Gerüst. »Papa!«, rufe ich als er zur Haustür rauskommt und winke ihm. Er dreht sich um, wirft mir einen Luftkuss zu, geht dabei ein paar Schritte rückwärts. »Papa!!! Achtung!« Er sieht nicht, dass hinter ihm die Fassadenbauer ihr Material sortieren. ZACK – da stößt er schon mit einem von ihnen zusammen. Sie lachen beide, Papa schaut zu mir hoch, zuckt mit den Schultern und geht zum Auto. Ich bleibe am Fenster stehen, bis das Auto nicht mehr zu sehen ist. Warum ist Papa nicht Fassadenbauer?

Passt jedes Geheimnis in eine Schublade?

»Ich muss auf dem Transfermarkt einkaufen«, sagt Mathis. »Karl hat gerade viel bessere Spieler als ich.« Wir fahren zum Schulhof raus, Mathis will unbedingt beim Gutknecht vorbei.

»Auf dem Transfermarkt! Hast du die Eine-Million-Euro-Frage geknackt?«, frage ich lachend.

»Oh, Mist.« Er bremst so plötzlich, dass es quietscht.

Ich zucke zusammen und halte an.

Mathis kramt hektisch in seinen Hosentaschen herum. »Kommt mit«, sagt er auf einmal und fährt in die entgegengesetzte Richtung.

»Hey!«, rufe ich.

»Ich muss zuerst nach Hause«, ruft er und winkt mich heran.

Ich mache, dass ich hinterherkomme.

Wir stellen unsere Räder schnell bei Mathis vor der Haustür ab.

Mathis klingelt.

»Na, ihr Zwei!« Sein Papa Jan macht die Tür auf, er ist immer da, er hat sein Büro zu Hause. Mathis drängelt sich an ihm vorbei.

»Wir müssen was erledigen, Papa!«

»Okay, scheint eilig zu sein.« Jan grinst. »Habt ihr Durst? Hunger? Sonst irgendwas?« Mathis ist schon die Treppe hochgesprintet in sein Zimmer. Ich stehe noch im Eingang herum. Jan guckt mich an: »Komm mal mit.« Ich gehe hinter ihm her in die Küche. Er nimmt zwei Äpfel aus einer Schale, schneidet ruckzuck Apfelschnitze, holt Kekse aus dem Schrank und legt immer abwechselnd Kekse und Apfelschnitze auf einen Teller. Schön sieht das aus.

»Emely, komm!«, ruft Mathis von oben.

»Na dann …« Jan hält mir den Teller hin.

»Danke«, sage ich, nehme den Teller und gehe hoch. Oben muss ich mir einen Weg in Mathis' Zimmer bahnen, auf dem Boden liegen überall Sammelbildchen und Stickeralben herum. Dagegen ist es unter unserem Küchentisch richtig aufgeräumt.

»Och, mach schon.« Mathis steht an seinem Schreibtisch und schimpft vor sich hin. Er zieht an irgendeinem Teil in der Schublade, ruckelt daran herum und zerrt schließlich einen zerbeulten Umschlag heraus.

»Was hast du da?«, frage ich.

»Siehst du gleich«, sagt er nur und setzt sich im Schneidersitz zwischen all die Fußballkarten. Er macht es mal wieder spannend. Ich schaue auf das Durcheinander, entdecke eine halbwegs freie Stelle und setze mich auch.

Mathis breitet einen Arm aus, schiebt mit Schwung ein paar Fußballspieler zur Seite, sagt: »Tadaaaaa!« – und schüttet mir lauter Cent- und Euro-Stücke vor die Füße. Ein paar Münzen rollen herum, die meisten bleiben aber als kleiner Berg zwischen uns liegen.

»Mein Notgroschen«, sagt Mathis stolz und fährt mit der Hand über die Münzen. Sie klimpern leise. Ich fahre auch mit einer Hand drüber, lasse sie noch mal klimpern.

»Manchmal zähle ich alles und überlege, wie viele Eiskugeln ich damit beim Zandonella kaufen könnte! 10, 20, 30 … Ich könnte die Beutel einer ganzen Kängurufamilie mit Eis auffüllen.« Ich gucke auf den Münzhaufen am Boden und stelle mir eine Kängurufamilie mit Bananeneis im Beutel vor.

»Aber ich kaufe damit kein Eis«, erklärt Mathis. »Ist ja mein Notgroschen.«

»Aha.«

Notgroschen.

Ich nehme einen Apfelschnitz vom Teller, beiße ein Stück ab. Mathis fängt an, mit den Münzen kleine Türme zu bauen.

10 Cent, 20 Cent, 50 Cent, 1 Euro, 2 Euro.

Ganz gerade Türme, einer neben dem anderen.

»Du kannst ruhig weiteressen.« Er grinst mich an.

Ich merke, dass ich den angebissenen Apfelschnitz die ganze Zeit in der Hand halte – und beiße noch mal ab.

»Der vom Zandonella letztens ist auch hier«, sagt er und legt einen Euro auf einen Turm.

Ich schlucke das Apfelstück runter.

»Vom Zandonella?«

»Zwei Kugeln statt drei.«

Stracciatella und Erdbeere. In meinem Kopf sehe ich sein Erdbeereis tropfen. Er verzichtet für seinen Notgroschen auf Eis!? Ich betrachte die Türme.

»Für welche Notfälle brauchst du den?«, frage ich.

Mathis überlegt nicht lange.

»Zum Beispiel, wenn Simon den Torwart von Uruguay doppelt hat und einen tauschen will und ich keinen guten Spieler zum Tauschen habe, könnte ich ihm den Torwart mit dem Notgroschen abkaufen. Das wäre ein echter Notfall.«

Das ist ein Notfall?

»Meine Oma hat ihren Notgroschen auch, weil man nie weiß, was kommt.« Von seiner Oma hat er sich das Ganze abgeguckt, sagt er. »Sie versteckt ihn zusammen mit Schokolade.«

»Mit Schokolade? Wieso das denn?«, frage ich.

»Weil beides in Notfällen hilft«, sagt Mathis und stapelt seine Münzen noch höher.

Ich beiße in einen Keks, kaue vor mich hin. »Können Schokotaler vom Bäcker Schilling auch ein Notgroschen sein?«

»Hast du viele davon?«

»Nee. Ich esse die ja immer gleich auf.«

»Im Gegensatz zu den Gummibärchen«, sagt Mathis.

Was ist ein Notfall?

A: Wenn das Lieblingseis ausverkauft ist.

B: Wenn man die falschen Fußballbildchen hat.

C: Wenn die Bettdecke Mama versteckt.

Luky kommt ins Zimmer, Mathis' Katze. Schnurrend streicht sie um unsere Beine, schnuppert an uns herum – und entdeckt den Notgroschen! Neugierig schiebt sie ihre Schnauze vor.

»Ahhhh, Luky. Geh weg!«, faucht Mathis.

Aber Luky geht nicht weg. Im Gegenteil. Sie setzt ihre Pfoten direkt neben die Türme, wackelt mit dem Schwanz, schiebt ihre Schnauze noch weiter vor – und bringt alles zum Einsturz.

»Luky!«, ruft Mathis. Sie erschrickt, macht einen Sprung, ich schnappe sie und halte sie fest. Luky duckt sich in meinen Arm, ich kraule ihren Kopf.

»Pschsch, alles gut«, sage ich leise.

»Grrrrr.« Mathis faucht Luky an und schiebt seinen verstreuten Notgroschen zusammen. Ich streichele Luky, spüre ihr weiches Fell, es fühlt sich fast an wie das von Moppel.

»Hey!« Ich zucke zurück, lasse vor Schreck Luky los, sie springt weg. Direkt vor meinen Augen ist Mathis' Faust. Er hätte sie mir fast ins Gesicht gerammt.

»Für Notfälle«, sagt er.

»Was? Deine Faust oder was?« Ich kapiere gar nichts.

Mathis öffnet seine Hand, er hält mir einen Euro hin. Und weil ich immer noch nichts kapiere, drückt er mir die Münze einfach in die Hand. »Wenn du mal eine Extraportion Bananeneis vom Zandonella brauchst«, sagt er.

Ich schaue den Notgroschen in meiner Hand an.

Bei welchem Notfall hilft eine Extraportion Bananeneis?

»Frankreich wäre auch mal wieder gut.«

»Was?«

»Frankreich.«

Mathis sortiert jetzt seine Fußballbildchen.

Ich schließe meine Hand fest um den Euro. Etwas strömt durch mich hindurch. Ich bleibe ganz ruhig sitzen, damit das Gefühl nicht gleich wieder entwischt. »Danke«, murmele ich. Ich meine, heute Mittag wusste ich nicht mal, dass man so etwas wie einen Notgroschen haben kann.

»Aber nicht, dass du ihn mit einem Schokotaler vom Schilling verwechselst«, sagt Mathis und grinst.

»Mathis!« Jan ruft und wir hören ihn die Treppe hochkommen.

»Schnell. Die Tür zu«, flüstert Mathis.

Ich lasse mich nach hinten fallen, schließe die Tür, während er seinen Notgroschen zusammenschiebt und ihn hektisch in den Umschlag stopft. Er will alles wieder in der Schublade verschwinden lassen – da klopft es schon. Mathis gibt mir wild Zeichen, setzt sich auf den Umschlag mit dem Notgroschen, sagt »Ja« zur Tür und hält mir eine Fußballkarte vors Gesicht: »Der ist zum Beispiel von Italien.«

»Weltmeister«, sage ich. »Aber kein Torschützenkönig.«

»Wow, ihr führt ja Fachgespräche!« Jan kommt ins Zimmer. »Mathis, wir müssen gleich los«, sagt er. »Wir haben ausgemacht, dass wir Mama vom Büro abholen und zusammen einkaufen gehen.«

»Ich will aber noch mit Emely Skateboard fahren«, protestiert Mathis.

»Tut mir leid. Das muss wohl bis morgen warten. Spielfrei heute – für alle.«

Mathis fängt an zu diskutieren. Währenddessen stecke ich den Notgroschen in meine rechte Hosentasche.

»Schluss jetzt«, sagt Jan irgendwann, dreht sich um und geht.

»Mist«, mault Mathis. Er guckt schlecht gelaunt und schiebt seine Fußballer auf dem Boden hin und her. Erst als er ganz sicher ist, dass Jan unten ist, steht er auf, nimmt den Umschlag mit dem Notgroschen und stopft ihn wieder tief in die Schreibtischschublade. Ich esse die Apfelschnitze auf.

Mein Handy klingelt. Onkel Hanno. Er will wissen, ob ich noch immer in der Schule bin.

»Ich bin gleich da«, sage ich. »Ich bin bei Mathis. Hab ganz vergessen, Bescheid zu sagen!«

Kein Problem und alles okay, sagt er. Er wollte nur wissen, wo ich stecke.

Mathis guckt mich an. »Spielfrei. Haha. Trainer und Manager sind in Gedanken immer im Einsatz.«

Wir gehen runter. Jan wartet schon mit zwei großen Einkaufstaschen. Er gibt Mathis ein Zeichen, dass er sich beeilen soll.

»Bis morgen«, sagt Mathis an der Haustür.

»Ja, bis morgen«, sage ich, steige auf mein Rad und fahre los. Wenn beim Treten mein rechtes Bein oben ist, wird der Notgroschen an meinen Oberschenkel gedrückt. Es fühlt sich an der Stelle ganz warm an.

»Das ist ein Notgroschen, Moppel!« Ich sitze vor dem Stall und halte Moppel auf meinem rechten Handteller die Münze hin. »Eigentlich ein Not-Euro.« Ich drehe meine Hand hin und her, damit Moppel den Euro richtig sehen kann. Er schiebt seine Schnauze an den Maschendraht und guckt wie immer. Er ist nicht besonders beeindruckt. »Mein erster Not-Euro. Mathis hat ganz viele. Hättest du auch nicht gedacht, was!?« Moppel hoppelt an der Stalltür auf und ab. Ich schiebe zwei Finger durch den Maschendraht, er bleibt sitzen und ich kraule ihn hinter den Ohren. »Wenn ich mal eine Extraportion Bananeneis brauche, hat er gesagt.« Meine Finger kraulen Moppel automatisch weiter. Auf dem Spielplatz hätte ich eine Extraportion brauchen können.

»Das war schon ein Notfall, oder?«

Ich sage Moppel Tschüss und schiebe den Notgroschen wieder vorsichtig in meine Hosentasche. Im Hof gehe ich am Werkzeug der Fassadenbauer vorbei, an einer Ecke flattert die Folie leicht, eine Seite am Haus ist neu verputzt. Sieht gut aus.

Als ich die Tür aufmache, kommen Stimmen aus der Küche. Mama? Onkel Hanno? Ich bleibe kurz stehen, lausche. Es sind Nachrichten aus dem Radio. In der Küche sitzt Hanno am Tisch und blättert in Papieren.

»Hallo!«, sage ich.

Er hebt den Kopf. »Emely! Hallo. Na, wie war es bei Mathis?«

»Schön.« An meinem Bein spüre ich den Notgroschen.

Er räumt seine Papiere zur Seite. »Du hast garantiert Hunger! Ich habe Pizza gemacht.«

»Gerade nicht. Bei Mathis gab es Apfelschnitze.«

»Wow, das klingt super! Meine Pizza muss ich dann später meistbietend versteigern.« Er lacht mich an.

Hannah sitzt in ihrem Stuhl, sie hat ein kleines Buch in der Hand und streckt es mir entgegen.

»Da …«

»Ich komme gleich«, sage ich und gebe ihr einen schnellen Kuss auf die Backe.

In meinem Zimmer ziehe ich das Kästchen aus der Nachttischschublade, hole den Notgroschen aus meiner Hosentasche, lege ihn zu den Silberpapierchen. Ich betrachte ihn noch mal. Er glänzt auch. Aber anders.

Auf dem Weg zurück in die Küche stoppe ich kurz an der Schlafzimmertür. Sie ist nur leicht angelehnt. Ich drücke sie langsam einen Spalt auf. »Hallo, Mama«, flüstere ich ins Dunkel.

»Hmmm«, kommt nur zurück.

Ich bleibe stehen, meine Augen gewöhnen sich an das Dunkel. Ich erkenne ihre Umrisse.

Ihren Kopf. Ihre Locken.

Langsam ziehe ich die Tür wieder zu.

»Sie war etwas müde«, sagt Onkel Hanno als ich in die Küche komme.

»Hmmm«, antworte ich.

»Komm, erzähl mir von deinem Nachmittag.« Er klopft mit der flachen Hand auf die Bank.

Ich setze mich zu ihm, gucke unauffällig unter den Tisch. Alles aufgeräumt.

Ich erzähle von Mathis, von Luky und von den Fußballbildchen.

Er hört mir zu, nickt fleißig und erzählt, dass er als Junge auch Fußballbildchen gesammelt hat.

»So lange gibt es die schon?«, frage ich.

»Hallo! Willst du etwa deinen Onkel ärgern!?« Er zwickt mich und wir lachen.

Von dem Notgroschen erzähle ich nichts.

»Ich hab Hunger. Gibt es essen!!??« Lukas kommt in die Küche.

»Na, das lässt ja hoffen, dass ich das Blech nicht umsonst gemacht habe. Sofort fertig!«, sagt Hanno, steht auf und stellt den Ofen an.

Lukas ist total hibbelig. Er guckt immer wieder durch die Scheibe am Ofen und kann es kaum erwarten. Die Pizza riecht so gut, dass ich doch zwei Stücke esse. Mama bleibt im Bett.

Später richte ich in meinem Zimmer die Schulsachen für morgen. Höre leise die Stimme von Onkel Hanno aus dem Kinderzimmer, er liest den beiden was vor. Ich nehme mein Kritzelbuch heraus.

Welche Wörter gibt es in Verbindung mit Not?

A: Arzt

B: Baum

C: Fall

Wenn einem etwas über den Kopf wächst – vielleicht ist da ja auch ein Notbaum dabei? Es klopft am Türrahmen, Hanno steht in der Tür:

»Alles okay?«

Ich gucke kurz hoch. »Alles okay.«

»Die Quizshow kommt später. Die magst du doch. Sollen wir die zusammen schauen?«, fragt er.

Die Quizshow. Mit Onkel Hanno. Er würde auf dem Sofa neben mir sitzen, da wo Mama sonst eigentlich sitzt. Ich male weiter in meinem Kritzelbuch herum. Es ist einen Moment still. Er bückt sich, hebt einen Stift auf, legt ihn auf meine Kommode. Die Stille dauert an.

»Kein Problem, wenn du …«, fängt er an.

»Ich muss noch was für die Schule lesen«, sage ich.

»Ah, verstehe, das geht natürlich vor.« Er steht noch einen Moment da, schaut mir zu und sagt dann: »Du kannst ja auch später kommen.«

»Okay.«

Ich warte, bis er in der Küche ist, gehe ins Bad, streiche über die Schmetterlingsfee auf der Zahnbürste und putze meine Zähne. Später liege ich im Bett. Aus dem Wohnzimmer höre ich leise die Quizshow-Melodie.

Ganz am Anfang habe ich zu Mama mal gesagt: Für meine nächste Quizshow könnte ich noch mehr Silberpapierchen brauchen. Papa hat das mitgekriegt. Er ist in mein Zimmer gekommen, hat sich auf die Bettkante gesetzt, an seinen Fingern herumgespielt und gesagt, dass das keine gute Idee ist. Damals habe ich das nicht verstanden.

Gibt es in einem neuen Land neue Fragen?

»Wer hat gewonnen?«

»Eine junge Frau. Sie war sooo gut«, sagt Onkel Hanno. »Sie war unschlagbar.«

Onkel Hanno schmiert Brote, Lukas und Hannah schlafen noch.

»Und weißt du was: Besonders gut war sie in Länderfragen.«

»Wie Mama«, sage ich und trinke einen Schluck Kakao.

»Sie musste am Anfang sogar eine Frage zu Kroatien beantworten.«

Wie heißt ein berühmter Strand in Kroatien?

A: Goldenes Horn

B: Silbernes Geweih

C: Rostige Trompete

»Das hätte Mama sofort gewusst!«, rufe ich. »Goldenes Horn!«

»Die Frage wäre für deine Mama viel zu leicht gewesen«, sagt Hanno. »Wenn wir als Kinder draußen gespielt haben, wollte sie immer ›Expedition‹ spielen und ein neues Land entdecken. Das war ihr Traum.«

Ich stelle mir Mama vor, wie sie mit einem Schiff über das Meer fährt, mit einem Rucksack über hohe Berge stiefelt und ein ganz neues Land entdeckt. Eins, dass es auf der Weltkarte noch gar nicht gibt.

»Sie könnte es Quizanien nennen«, sage ich. »Es gäbe dort jeden Tag ein neues Quiz und jeden Tag würde Silberregen vom Himmel fallen. Jeder würde mal gewinnen. Alle wären froh und Mama die Königin von Quizanien!«

»Wo ist dieses Wunderland? Ich packe morgen meine Sachen und wandere aus«, sagt Onkel Hanno und kocht neuen Kaffee.

Was würde ich in Quizanien in der Schule lernen?

Würden die Erwachsenen arbeiten?

Bräuchte man dort Notgroschen?

»Guten Morgen, ihr Zwei!«

Mama kommt in die Küche. Sie gibt mir einen Kuss. Ihre Haut riecht noch nach Schlaf. Ihre Augen sind aber schon wach.

»Na, gut geschlafen?«

»Ja! Und du?«

»Hervorragend. Der Tag kann kommen!« Sie lächelt mich an. Hanno stellt ihr einen Becher Kaffee hin, sie hält sich noch etwas daran fest.

»Vielleicht entdeckst du ja Quizanien?«

Ich sehe es schon vor mir. Ganz grün ist es dort und das Meer schimmert hellblau.

»Was soll ich entdecken?«, fragt Mama.

»Quizanien!«, sagen Onkel Hanno und ich gleichzeitig.

»Das ist ein Land, in dem ...«, will ich gerade erklären, da kommt Lukas in die Küche gestürmt.

»Mama!« Er wirft sich Mama an den Hals.

»Guten Morgen, mein Rennfahrer«, sagt sie und drückt ihn an sich. Lukas erzählt gleich was von seinem Flitzer, Mama setzt sich mit ihm zu mir auf die Bank.

»Wir könnten heute Nachmittag im Flur eine Rennstrecke für den Flitzer bauen«, sagt sie.

»Jaaaa!« Lukas strahlt und zappelt vor lauter Aufregung.

»Mit zwei Kurven – und Hindernisse brauchen wir auch.«

»Hindernisse sollten kein Problem sein. Die umfahren wir aber gekonnt, oder!?«

Sie ist heute richtig fit.

Ich trinke in kleinen Schlucken meinen Kakao weiter.

Hanno kommt mit Papier und einem Stift an den Tisch.

»Also – was soll ich denn später mitbringen?«, fragt er. »Ich gehe kurz im Büro vorbei und danach sofort einkaufen.«

Während er mit Mama über die Einkaufsliste redet, schiebe ich mich von der Bank und gehe ins Bad.

Ich nehme die Bürste, kämme meine Haare, suche in einer Dose ein Haargummi, binde mir einen Pferdeschwanz und schaue mich von der Seite im Spiegel an. So lang wie bei Alima ist er nicht, grüne Spitzen habe ich auch nicht – aber immerhin.

»Sieht schön aus.« Mama steht auf einmal hinter mir.

Sie lächelt und zieht meinen Pferdeschwanz noch mal fest. Ich drehe mich zu ihr um. Sie nimmt mein Gesicht in ihre Hände, gibt mir einen Kuss.

»Viel Spaß«, sagt sie.

»Danke.«

Ich schnappe meinen Rucksack, rufe »Bis später!« durch den Flur, flitze zur Tür raus und bin mit dem Fahrrad schon auf der Straße, als Mathis um die Ecke kommt.

»Super«, ruft er mir zu.

»Ich stehe seit mindestens drei Stunden hier«, sage ich und zwinkere.

»Deine Haare«, sagt er und fährt an mir vorbei.

Ich gucke ihm nach und merke irgendwann, dass ich meinen ganzen Vorsprung verloren habe.

»Hey, warte!« Ich strampele ihm hinterher.

In der Schule redet Herr Schneider heute über die Lebensräume von wilden Tieren. Ich überlege, welche Tiere es in Quizanien geben könnte. Statt Giraffen gibt es Quizaffen und statt einem Jaguar einen Fraguar. Der Fraguar stellt mir sofort ein paar Fragen – und kündigt plötzlich mit einem dreifachen Tusch die Eine-Million-Euro-Frage an. Hey, das ging aber schnell!

»Warum verlassen Tiere ihren ursprünglichen Lebensraum?«

Das soll die Eine-Million-Euro-Frage sein?

Aber warum klingt der Fraguar wie Herr Schneider?

»Emely.«

»Weil sie dort keinen Platz mehr haben oder weil ihnen die Nahrung fehlt. Dann gehen sie weg, in die Stadt zum Beispiel, und passen sich an die neue Umgebung an.«

»Ja, sehr gut.« Herr Schneider nickt mir zu und dreht sich wieder zum Board.

»Und wo bleibt mein Silberregen?« Ich zucke leicht zusammen. Das hab ich jetzt nicht wirklich gefragt!?

»Wolltest du noch was sagen?« Herr Schneider dreht sich noch mal um.

»Nein, nein, schon gut!« Ich schüttele den Kopf, er wendet sich wieder ab.

Noch mal gut gegangen. Aber auf einmal sehe ich Herrn Schneider als Fraguar vor mir. Er hat geflecktes Fell, sitzt auf einem Podest und bevor er die Eine-Million-Euro-Frage stellt, brüllt er laut. Ich habe das Gefühl, vor Lachen gleich zu platzen, presse meine Lippen aufeinander und gebe komische Geräusche von mir. Sibel schaut mich fragend an. Auch Mathis guckt rüber. Ich halte mir eine Hand vor den Mund und konzentriere mich auf meine Stifte. Rot. Gelb. Blau. Grün.

»Was war denn los?«, fragt Mathis in der Pause.

»Ich habe ein neues Land entdeckt«, sage ich grinsend. »In dem es ganz außergewöhnliche Tiere gibt.«

Mathis guckt mich an.

»Quastenflosser etwa?«

»Viel besser! Quizaffen und Fraguare!«

Mathis Augenbrauen schieben sich zusammen. »Aha. Und was fressen diese Tiere so?«

»Sie ernähren sich von Fragen und Antworten«, sage ich.

»Da werden sie bei dir ja satt«, sagt Mathis und lacht.

Was ist eine Million wert?

A: die Antwort auf die Biologie-Frage

B: die Entdeckung von Quizanien

C: Mama, die tanzt

Im Hof gehe ich bei Moppel vorbei und stecke ihm ein paar Löwenzahnblätter durch den Draht. »Du wirst ja nicht von Fragen und Antworten satt!« Moppel zieht sofort ein großes Blatt zu sich. Ich tröte einen kleinen Tusch: »Moppel, aufgepasst! Hier kommt deine Millionenfrage.« Er frisst einfach weiter den Löwenzahn.

»Dein Hauptgewinn ist: so viel Löwenzahn, wie du fressen kannst. Nicht nur heute, sondern immer!«

Moppel dreht seinen Kopf zu mir. Ich gucke in seine dunklen, runden Augen.

»Wächst in Quizanien auch Gestrüpp?« Moppel mümmelt an dem Blatt herum und dreht seinen Kopf wieder weg.

Ich rupfe noch mal ein Löwenzahnblatt zwischen den Platten raus, rutsche näher an den Maschendraht, schiebe das Blatt hindurch und flüstere: »Millionen Löwenzahnblätter. Für immer.«

Moppel wackelt mit den Ohren und hoppelt an seine Wasserflasche. Ich bleibe noch einen Moment vor der Stalltür sitzen, dann gehe ich hoch.

Wie fühlt sich Wäsche im Schleudergang?

»That's my life. Always and forever …«

Musik schallt durch den Flur. Kaffeeduft kommt mir entgegen. Ich bleibe kurz stehen, atme den Duft ein.

»… I just want to live free and wild.«

»Mama!«, rufe ich gegen die Musik an. Sie hört mich nicht. Ich stelle meinen Rucksack ab, gehe durch die Wohnung.

Mama ist im Bad und stopft mit Schwung Wäsche in die Waschmaschine.

»Emely!« Sie stellt an der Lautsprecherbox die Musik leise. »Heute ist Waschtag. Damit du nicht als Dreckspatz aus dem Haus gehst.« Lachend streicht sie sich eine Locke aus der Stirn. »Wie war es in der Schule?«

»Gut! Spatzen sind übrigens sehr sauber. Sie putzen sich regelmäßig und baden gern«, sage ich.

»Tatsächlich?«

»Haben wir irgendwann mal in der Schule gelernt.« Ich zucke mit den Schultern.

»Beeindruckend«, sagt Mama. Ich weiß gerade nicht, ob sie das ernst meint oder Witze macht.

»That's my life … «, singt sie dann leise vor sich hin und sagt: »Gib mir doch bitte mal die Hose von Lukas.«

Ich hebe Lukas' Hose auf, drücke sie ihr in die Hand. Sie strahlt mich an.

»Ich habe mir was überlegt. Wir suchen gleich im Internet ein cooles, neues Skateboard-T-Shirt für dich aus, holen Hannah und Lukas ab, gehen beim Bäcker Schilling vorbei und hoffen, dass es noch Vanillepuddingherzen für den Nachmittagskaffee gibt. Was hältst du davon?«

Vanillepuddingherzen!?

Wann gab es die das letzte Mal?

»Oh ja!«

In mir wird es luftig. Das klingt nach einem echt guten Tag.

»Ist Onkel Hanno zum Kaffee auch da?«

Mama stopft weitere Wäsche in die Maschine. Mehr in die Waschtrommel als zu mir sagt sie: »Das schafft er leider nicht.«

»Wann kommt er?«

»Nächste Woche oder übernächste oder überübernächste …«

Mama lacht. Etwas zu laut. Sie stopft die Wäsche jetzt so weit in die Maschine, dass ihr ganzer Arm darin verschwindet.

»Er wollte aber doch …«

»Er wurde aufgehalten«, sagt sie. »Irgendwas mit der Arbeit. Er hat angerufen und gesagt, dass er später kommt. Aber ich hab gesagt, dass er heute nicht mehr kommen muss!« Mama schaut mich an. Ihre Augen blitzen – wie die von Mathis manchmal. »Wir kriegen das alles hin! Und die paar Einkäufe. Wäre doch gelacht.« Ich stehe da. Mama fischt ein T-Shirt von mir heraus und wirft es mir zu. Ich fange es, meine Finger krallen sich in den Stoff, zerknüllen das T-Shirt.

»Klar, kein Problem«, sage ich, versuche zu lächeln, gehe zu ihr und schlinge meine Arme um sie.

Sie zieht mich fest an sich und gibt mir einen Kuss auf die Stirn. Als sie mich loslässt, stopfe ich mein T-Shirt in die Waschmaschine.

Was bedeutet das Sprichwort: Schmutzige Wäsche waschen?

A: was Dreckiges abklopfen

B: was Unangenehmes ausplaudern

C: was Kaputtes wegwerfen

»Na, dann gehen wir shoppen.«

Gut gelaunt geht Mama ins Wohnzimmer. Sie klappt den Laptop auf und klickt sich durch verschiedene Onlineshops.

»Das ist doch schön!«

»Oh ja!«

»Oder das!«

»Ist auch schön.«

Sie zeigt mir ein T-Shirt nach dem anderen.

»Oder warte, wie wäre es mit dem hier?« Sie zeigt mir eins mit einem roten und gelben Muster. Ich will gerade genauer hingucken, da klickt sie schon wieder weiter.

»Mama, so schnell kann ich mich gar nicht entscheiden.«

»Macht nix.«

»Lass mich doch noch mal gucken.«

»Wir nehmen einfach alle!«

»Aber …«

»Wann waren wir das letzte Mal so richtig einkaufen für dich?«, fragt sie.

»Vor meinem Geburtstag.«

»Okay, wir nehmen trotzdem alle.«

Sie klickt und klickt und füllt Warenkörbe im Netz.

»Mama, so viele kann ich gar nicht … «

»Tusch: Was bist du gerade?«

»Was?«

»Die Antwort lautet: Zu spät, Schatz.« Sie klappt den Laptop zu und lacht mich an. »Auf geht's!«

Mama zieht die Wohnungstür zu.

Wir gehen die Treppe runter, im zweiten Stock kommt uns Frau Soukman entgegen.

»Hallo, Frau Soukman«, sagt Mama fröhlich. »Danke noch mal, dass Lukas immer runterkommen kann, um mit Nico zu spielen! Ich hoffe, das macht keine Umstände. Aber er mag das so – mit Nico und den Autos.«

»Kein Problem. Für Nico ist das …«

»Wollen Sie demnächst wieder einen neuen Reisekatalog? Ich kann Ihnen gerne einen vorbeibringen«, redet Mama weiter. »Ich kriege die ja immer aus meinem alten Büro. Es macht schon Spaß auf dem Sofa zu liegen und in Gedanken zu verreisen, finden Sie nicht auch? Wissen Sie was, ich werfe Ihnen einfach einen in den Briefkasten …«

Ich stehe da, gucke Mama an. Die Sätze strömen nur so aus ihrem Mund.

»Wenn ich dran denke, wo ich früher überall war! Unglaublich. Und unser letzter Urlaub in Kroatien, hach …«

»Der war schön«, sage ich schnell.

»Das war er«, sagt sie.

»Emely kümmert sich immer toll um Lukas.« Frau Soukman nickt mir zu.

»Ja. Ich bin auch sehr stolz auf meine Große.« Mama legt einen Arm um mich. »Und deshalb machen wir uns heute einen schönen Tag.«

Frau Soukman wünscht uns viel Spaß und wir sagen Tschüss.

In der Krippe kommt Hannah gleich auf uns zu. Mama beugt sich zu ihr und gibt ihr einen Kuss. »Na, habt ihr schön gespielt?«

»Komm mit!« Hannah nimmt meine Hand, zieht mich zur Spielecke und zeigt mir Türme und Klötzchenhäuser, die sie gemeinsam mit Jule gebaut hat.

Mama bleibt bei Svenja stehen. Ich höre, wie Svenja sagt: »Ich kenne das von meiner Schwester.« Was Mama sagt, kann ich nicht verstehen, weil vor mir gerade die Klötzchenhäuser zusammenfallen. Svenja antwortet aber laut und deutlich: »Sie hat auch oft heftige Kopfschmerzen.«

Hannah und Jule werfen auch noch die Türme um und jauchzen dabei.

»Hier ist ja was los!« Mama kommt zur Spielecke und lässt sich von Hannah das große Durcheinander zeigen.

Als wir später alle vor dem Kindergarten stehen, fragt Mama: »Und – wer will Vanillepuddingherzen?«

»Ich! … Ich! … Ich!«, rufen wir zusammen und lachen.

»Na, dann los.« Mama nimmt Hannah und Lukas an die Hand. Ich hüpfe voraus. Das Lied vom Kochen mit Papa kommt mir in den Kopf, ich summe leise vor mich hin. Mein Handy piepst. Eine Nachricht von Mathis.

SOS. Größte zweistellige Primzahl?

97, tippe ich schnell.

Zuhause kocht Mama Kaffee und Kakao, wir sitzen alle in der Küche am Tisch, da klingelt das Telefon. Mama geht dran.

»Du verpasst hier gerade etwas«, sagt sie und nach einer kurzen Pause: »Es gibt Vanillepuddingherzen.«

Papa! Garantiert. Ich stehe auf, gehe zu Mama, mache ihr Zeichen, dass ich das Telefon mal haben möchte. Sie drückt es mir lächelnd in die Hand.

»Sie schmecken himmlisch«, sage ich.

»Emely!«, ruft Papa ins Telefon. »Wie schön. Da habt ihr ja einen tollen Nachmittag.« Er klingt fröhlich.

»Total toll.«

»Ach, super! Und sag auch Hanno liebe Grüße von mir, ja?«

»Ähm. Also …« Ich fange an herumzustottern. Gucke Mama an. Sie guckt mich an, nimmt mir das Telefon aus der Hand. Papas Stimme höre ich nur noch ganz entfernt.

»Nein. Das ist wirklich kein Problem«, sagt Mama und geht mit dem Telefon ins Schlafzimmer.

Ich schaue ihr nach, setze mich wieder an den Tisch und esse mein Puddingherz zu Ende.

Wie hält man eine Verbindung?

A: über eine Hängebrücke

B: durch das Telefon

C: über Telepathie

Als Hannah und Lukas schlafen, sitze ich im Wohnzimmersessel und lese, Mama liegt auf dem Sofa und blättert in einem neuen Reisekatalog.

»Kroatien wäre wirklich mal wieder schön! Was meinst du?«

»Oh ja! Mit Strand und Garten und Hängematte und viel Erholung.«

»Ja. Mit allem.«

Mama liest weiter in dem Katalog, ab und zu rascheln die Seiten, dann höre ich ein kleines Schnarchen. Sie hat sich auf die Seite gedreht und ist eingeschlafen. Ihre dunklen Locken fallen sanft auf das große Kissen.

Ich klappe mein Buch zu, stehe auf, setze mich vorsichtig auf die Kante des Sofas. Lege langsam meine Beine hoch, drücke mich an Mama.

Ihr Körper ist warm, ich rieche ihre Haut – und noch ein bisschen Kaffee. Ihr Rücken hebt und senkt sich. Ihre Haare kitzeln mich im Gesicht.

Wie in der Hängematte in Kroatien, als wir lustige Geschichten erfunden haben über das Leben der Wolken-Tiere. Das war schön.

Mama dreht sich auf dem Sofa um, sie legt einen Arm um mich und schläft wieder ein. Ich kuschele mich an sie.

Meine große Geburtstagsfeier war auch schön, mit Luftballons, Luftschlangen und Mamas selbstgebackenem Schokokuchen, mit Mathis, Alima, Karl und Onkel Hanno. Ein richtiges Fest war das.

Ich habe Durst, winde mich vorsichtig aus Mamas Arm, stehe auf und hole mir in der Küche was zu trinken. 20:40 zeigt die Uhr am Herd. Ich gucke bei Lukas und Hannah rein, alles ruhig. Also gehe ich in mein Zimmer, richte meine Schulsachen und lese im Bett noch. Auf einmal geht meine Zimmertür auf. Mama setzt sich auf die Bettkante.

»Da hatten wir doch einen richtig tollen Tag!?«

Sie sagt es mit so einem kleinen Fragezeichen hintendran.

Ich schlinge meine Arme um ihren Hals.

»Ja! Sogar mit Vanillepuddingherzen.«

»Dass die noch nicht ausverkauft waren. Schlaf gut. Und nicht mehr so lange.« Sie klopft auf den Buchrücken und gibt mir einen Gutenachtkuss.

»Schlaf du auch gut.«

»Ich hab dich lieb.«

»Ich dich auch, Mama.«

In der Nacht werde ich wach und höre aus dem Kinderzimmer Geräusche. Hannah redet und klappert mit etwas herum. Vielleicht träumt sie. Mama tapst ein paar Mal über den Flur. Sie geht vom Schlafzimmer ins Kinderzimmer, von dort ins Bad und wieder ins Kinderzimmer. Ich liege da, lausche. Überlege, ob ich aufstehen soll, da geht sie wieder ins Schlafzimmer – und es ist ruhig.

Was hilft gegen Angst im Dunkeln?

»Guten Morgen.« Ich komme gerade aus meinem Zimmer, da schleppt sich Mama ins Bad. Ich stehe noch verschlafen im Flur, sie verschwindet schon wieder im Schlafzimmer.

»Mama?« Ich folge ihr. Wir kriegen das hin. Hat sie gesagt.

»Emely, ich muss noch ein bisschen schlafen.«

»Aber gestern …«

»Nur noch ein halbes Stündchen.«

Es war doch was in der Nacht. Mit Hannah.

»Ich muss in die Schule.«

»Ja, geh nur.«

»Und Hannah …«

»Ich kümmere mich um Hannah und Lukas.«

»Aber wenn du …«

Ich trete von einem Fuß auf den anderen.

»Versprochen«, murmelt Mama. Sie beugt sich zum Nachttisch, stellt den Wecker und dreht sich auf die andere Seite. Ich sehe ihren Rücken, ihre braunen Locken, höre ein Prusten.

Versprochen. Versprochen ist versprochen und wird auch nicht … Ach! Ich schleiche zum Nachttisch, höre genau auf Mamas Atemzüge und stelle die Weckzeit etwas vor. Leise gehe ich in mein Zimmer, schlüpfe in meinen Rock, suche ein frisches T-Shirt. Im Schrank ist keins mehr. Aber Mama hat ja gestern gewaschen. Also ab ins Bad. Nur: Da hängt keine Wäsche. Warum ist mir das gestern Abend nicht aufgefallen? Ich beuge mich zur Waschmaschine, mache die Tür auf: Nein! Die ganze Wäsche ist noch drin. Ich zerre mein T-Shirt heraus, es ist zwar gewaschen, aber feucht und verkrumpelt. Ich wedele damit herum, lege es auf die Waschmaschine, ziehe es in alle Richtungen. »Oh, Mama! Es ist doch nicht so schwer, die Wäsche aufzuhängen! Aber wir kriegen das hin, ja!? Hat echt super funktioniert. Ach, Mist!« Die Worte purzeln einfach aus meinem Mund. Ich streiche noch ein paar Mal fest über das T-Shirt. Nichts zu machen.

In meiner Rocktasche piepst mein Handy. Eine Nachricht von Mathis: *Papa bringt mich heute.* Kurz nach sieben, ich muss mich beeilen. Im Wäschekorb liegt ganz unten noch Wäsche, ich angele den nächstbesten

Pullover, schlüpfe rein – ein Silberpapierchen fällt von ihm ab. Ich putze schnell die Zähne und sage in Gedanken zur Schmetterlingsfee: »Mach bitte, dass Mama den Wecker hört.«

Tür zu, Treppe runter, ab aufs Fahrrad. Im Schulhof drücke ich das Rad in den Fahrradständer, Schloss zu, zur Eingangstür rein, die Treppe hoch in den ersten Stock. Am anderen Ende des Flurs sehe ich Herrn Schneider, er ist nur noch wenige Schritte vom Klassenzimmer entfernt. Ich gehe schneller. Er macht zwei Schritte und ist schon an der Tür. Ich beschleunige, renne fast, Herr Schneider will die Tür zuziehen – da guckt Mathis um den Türrahmen. Er sieht mich und verwickelt ihn in ein Gespräch. Ich nehme Tempo raus, atme tief ein und aus, an der Tür habe ich wieder genug Luft.

»Guten Morgen, Herr Schneider.« Ich lächele ihn an. Schiebe mich an ihm vorbei.

»Guten Morgen, Emely.« Er nickt mir zu und sagt zu Mathis: »Das kommt nächste Woche dran. Und jetzt ab mit dir auf deinen Platz.«

Ich packe schon mein Heft aus, als Mathis total entspannt auf seinen Stuhl rutscht und Herr Schneider die

Tür wirklich zuzieht. Zwei, drei Atemzüge noch, dann pocht auch mein Herz nicht mehr so schnell. Ich gucke Mathis an. Danke, sage ich lautlos. Er nickt, zwinkert mit einem Auge und streckt den Daumen hoch.

In der Pause stehe ich mit Alima und Lena in der Nähe der Tischtennisplatte. Alima erzählt aufgeregt, dass sie gestern Nachmittag im Skatepark war und den Ollie fast hingekriegt hat.

»Wow, super«, sage ich.

»Schade, dass du nicht da warst«, sagt sie.

»Du musst ihn mir unbedingt das nächste Mal …«

»Was hast du denn da gemacht?« Lena schneidet mir das Wort ab. Ihr Blick klebt auf meinem Pullover.

»Was? Wo?« Ich schaue an mir herunter.

Lena hat den Rand von meinem Pulli zwischen zwei Fingern und zieht ihn nach vorne.

»Hier.« Mit gerümpfter Nase zeigt sie auf einen Kakaofleck.

Verdammt. Wo kommt der her? »Oh! Hab ich gar nicht gesehen.«

Ich nehme Lena den Pullover aus den Fingern, reibe an dem Fleck herum. Aus den Augenwinkeln sehe ich, dass Lena ihr Gesicht verzieht.

»Das war Hannah«, sage ich. »Sie hat Quatsch gemacht und ihren Kakao verkleckert. Da hab ich wohl was abgekriegt.« Ich zucke mit den Schultern und ziehe meine Mundwinkel nach oben. Passiert doch überall mal.

»Schwitzt du in dem Teil nicht?« fragt Lena.

»Wieso?«

»Ist doch viel zu warm.«

Ich reibe weiter über den Kakaofleck.

»Nööö. Heute Morgen war mir eher etwas kalt.«

Lena mustert weiter meinen Pullover – der einen Fleck hat und wirklich viel zu warm ist. Warum hat Mama die Wäsche nicht aufgehängt? Warum kann sie nicht einfach …

»Kommst du heute Nachmittag mit?«, fragt Alima auf einmal.

»Was? Wohin?« Ich schrecke aus meinen Gedanken hoch.

»Lena und ich wollen nach der Schule noch in die Stadt, um Videos zu drehen.«

»Ja, komm doch mit. Dann kannst du dir auch gleich ein T-Shirt kaufen«, sagt Lena und lacht. »Ich würde echt eingehen in dem dicken Teil.«

Sie fährt mit einer Hand über meinen Pulloverärmel. Ich spüre noch deutlicher, wie warm er ist. Mir wird heiß, aber ich ziehe die Ärmel über meine Handgelenke, als wäre mir immer noch kalt.

»Also, ich fänd's schön, wenn du mitkommst«, sagt Alima. »Wir könnten später auch im Skatepark Videos machen!« Ich merke, dass ihre Augen meine suchen.

»Wann wollt ihr denn los?«, frage ich.

»Gleich nach der Schule«, sagt sie.

»Ach, blöd.« Ich hebe den Kopf und gucke sie an. »Ich muss heute echt gleich heim. Mama wartet auf mich. Wir wollen später einkaufen gehen.«

Mein Bauch zieht sich zusammen. Mama. Sie hat hoffentlich den Wecker gehört!?

»Schade«, sagt Alima. »Aber vielleicht klappt es ja beim nächsten Mal.«

»Bestimmt!«, sage ich.

Alima und Lena reden weiter über ihre geplanten Videos, und dass sie auch noch Eis essen gehen wollen und da auf der Treppe auch welche machen könnten. Ihr Gespräch rauscht an mir vorbei.

Und wenn nicht? Soll ich Papa Bescheid sagen? Aber wenn sie den Wecker nicht gehört hat, hört sie auch kein Telefon.

Es klingelt zur nächsten Stunde. Alima und Lena gehen los und reden weiter. Ich gehe zwei, drei Schritte hinter ihnen, nehme mein Handy, schicke Papa eine Nachricht: *Kannst du Mama anrufen. Ihr sagen, dass sie ein Brot einkaufen soll.*

Ich gehe etwas schneller, hole auf, bleibe aber weiter hinter den beiden. Kurz vorm Klassenzimmer kommt eine Antwort: *Geht klar. Mama macht das. Kuss, Papa.*

Der Knoten in meinem Bauch löst sich.

Können Fotos Realität werden?

Nach der Schule fahren Alima, Mathis und ich ein Stück mit den Rädern zusammen. Am Spielplatz biegt Alima ab.

»Wenn du doch mitkannst, schick eine Nachricht!«, ruft sie.

»Okay«, sage ich und winke ihr zu.

Mathis und ich fahren Richtung Gutknecht weiter.

»Hey, das hat doch super geklappt heute Morgen! Das ging doch voll gut aus«, sagt er.

»Hmmm.« Ich will jetzt wirklich nicht über heute Morgen reden.

»Herr Schneider lässt sich so leicht ablenken.« Mathis ist total begeistert. »Leider klappt es bei Frau Wolfgramm nicht so gut. Ich würde so gern von meinen Rechenkünsten ablenken.«

Ich muss grinsen. Mathis und seine Lösungen für die Schule.

Wir kommen am Gutknecht an.

Ich will mich gerade verabschieden, hebe eine Hand und sage: »Tschüss, bis morgen«, da bremst er plötzlich.

»Warte mal.«

»Was ist?« Ich halte an.

Mathis zieht etwas aus seiner hinteren Hosentasche, lehnt sich über seinen Lenker und streicht mit einer Hand über ein Papier oder so was. Es dauert einen Moment bis er sagt: »Ist etwas verknittert.« Und mir das Papier hinhält.

Ich nehme es, drehe es um. Luky guckt mich an. Ein Foto von Luky? Ich gucke zwischen dem Foto und Mathis hin und her.

Mathis guckt zwischen mir und dem Foto hin und her. Er wartet. Ich schweige. Da sagt er: »Weil du kein Haustier hast.«

Ich stehe da. Betrachte Luky. Mir wird ganz warm. Es liegt nicht nur an dem Pullover. Ich denke an Moppel, an sein kuscheliges, warmes Fell, an seine langen, weichen Ohren.

»Immerhin ein Haustier, oder!?« Mathis steigt auf sein Fahrrad.

»Ja, danke«, murmele ich.

»Kein Thema«, sagt er und fährt los.

Ich starre weiter auf das Foto von Luky, streiche einmal drüber, stecke es in meine Rocktasche und fahre auch. Eine Quizfrage kommt mir in den Kopf:

Welche Tiere können nicht schwitzen?

A: Kaninchen

B: Pferde

C: Affen

Es sind Kaninchen.

»Hallo!«, rufe ich in den Flur.

»Hallo.« Mamas Stimme kommt leise aus dem Wohnzimmer.

Gut. Sie ist wach. Ich gehe zuerst ins Bad, stopfe den dicken Pulli in den Wäschekorb. Die Wäsche von gestern ist aufgehängt, sie hat es also gemerkt.

Im Wohnzimmer ruht sich Mama auf dem Sofa aus, mit Hannah im Arm. Auf dem Boden liegt eine Zeitschrift, daneben steht eine Kaffeetasse.

»Emely, komm her.« Sie streckt ihren freien Arm nach mir aus. »Warum hast du nur dein Unterhemd an? Warst du so in der Schule?«

»Ich hab den Pulli ausgezogen. Mir war so warm.«

»Ach so. Liebe Grüße von Papa. Er hat vorhin angerufen.«

Wenigstens das funktioniert – meistens.

»Hast du Hunger?«, fragt sie. »Ich habe Brot gekauft.«

»Gerade nicht. Ich mach erst Hausaufgaben.« In der Tür drehe ich mich noch mal um: »Ist Lukas im Kindergarten?«

»Ja, klar«, sagt Mama. »Er kommt später mit Nico und Frau Soukman zurück.«

Ich nicke.

In meinem Zimmer hole ich das Foto von Luky aus meiner Rocktasche, lege mich auf den flauschigen Teppich am Boden, streiche mit dem Finger über das Bild. Ihr Fell sieht warm und weich aus, aber das Fotopapier ist kalt. Ich wünsche mir, dass Moppel hier wäre, dass meine Finger durch sein warmes, weiches Fell streichen könnten, gucke an die Decke, träume von Kroatien und sehe Mama in der Hängematte im Urlaub. Vielleicht braucht sie noch mehr Erholung, vielleicht muss ich aber auch noch mehr dafür tun. Ich denke an die Schmetterlingsfee und frage mich, ob eine Schmetterlingsfee auf einem Zahnbürstengriff wirklich Glück bringen kann. Aber wenn es Kleeblätter können, warum nicht auch Zahnbürstengriffe? Das Foto von Luky kommt dann in das Kästchen zu den Silberpapierchen und dem Notgroschen und ich mache mich an die Hausaufgaben.

Weiß ein Quizkönig auf alles eine Antwort?

Ich schicke Mathis eine Nachricht: *Skatepark? Treffpunkt Gutknecht?*

Mathis schickt einen Daumen hoch.

Ich ziehe eine kurze Hose an, mache mir schnell ein Brot und sage Mama Bescheid.

»Viel Spaß!«, sagt sie und: »Emely, könntest du auf dem Rückweg Lukas bei Soukmans abholen?«

»Klar«, sage ich, schnappe mein Board und bin weg.

Ich komme beim Gutknecht an, da biegt auch Mathis gerade um die Ecke. Wir fahren weiter und als wir um die letzte Kurve rollen und der Skatepark vor uns liegt ruft Mathis: »Wow, das gab's noch nie!«

Es ist kein Mensch da.

Mathis nimmt Schwung und düst davon. Ich fahre am Rand entlang. »Los, Yleme!«, ruft er.

»Gleich«, sage ich und winke ab. Ich stoße mich nur leicht ab, mache kein Tempo, kurve mal hierhin, mal dahin. Meine Beine wollen gerade nicht. Mein Kopf irgendwie auch nicht. Da sausen Mama, Papa, Lukas, Hannah durch. Mathis gibt mir ständig Zeichen, dass ich loslegen soll. Aber im Moment würde mich selbst Frau Zobel abhängen. Die Treppe, die Rampen, die Hindernisse – alles nur Stufen, Wände und Klötze aus Beton.

Mathis fährt in die Halfpipe und jauchzt. Ich gucke zu, er wird immer besser. Ich fahre auf die kleine Rampe, springe mal hier etwas und mal da.

»Hey, wie war ich?« Mathis kommt auf mich zu. »Klappt schon ganz gut, oder?« Er strahlt mich an.

»Ja, sieht gut aus.«

»Los, komm!« Er zieht mich mit, ich stoße mich ab und fahre mit mehr Schwung über den glatten Belag. Auf einmal spüre ich die Luft, das Board, meinen Körper. Ich fahre immer schneller, springe immer höher über Hindernisse. Die Geschwindigkeit fegt die Gedanken aus meinem Kopf.

»Du bist wie eine Flugkatze über den Platz gesaust!«, ruft Mathis als ich vor ihm bremse. Sein Gesicht ist ein einziges Riesen-Lachen. »Emely, die Flugkatze!«

Nach zwei weiteren Runden klemmen wir uns die Boards unter die Arme und nehmen zurück den Weg am Bach entlang. Das Wasser gluckert vor sich hin, an der Böschung blühen die gelben und roten Blumen. Ein paar Vögel zwitschern und auf einmal surrt etwas Buntes vor mir herum.

»Super, eine Libelle!«, sagt Mathis. »Die sind cool. Die hier kann sogar rückwärts fliegen.«

»Die hat einen Rückwärtsgang?«

»Ja, im Gegensatz zu Flugkatzen!« Er prustet kurz.

Ich gucke ihn von der Seite an. »Bei Tieren kennst du dich echt aus.«

»Klar, ich weiß alles.«

Jetzt guckt er mich an.

»Quatsch.«

»Doch.«

»Nee, in Mathe bei Frau Wolfgramm nicht!«

»Vor Frau Wolfgramm verstecke ich das manchmal. Reine Tarnung. In echt bin ich nämlich dein Quizkönig, Emely!«

Mathis' Augen blitzen.

Mein Quizkönig? Ich gucke der Libelle nach. »Ein Quizkönig kennt sich nicht nur bei Tieren aus. Er weiß auf alles eine Antwort«, sage ich.

»Eben.« Er hat ein breites Grinsen im Gesicht. »Los, probiere es aus!«

Typisch.

»Okay!« Ich räuspere mich kurz – »Hhmmm« – und sage mit meiner Quizmasterinnen-Stimme: »Willkommen zum großen Quiz. Heute mit einer besonderen Schwierigkeitsstufe, heute ohne A, B und C, die Kandidaten müssen die Antworten so wissen.«

»Kein Problem für einen Quizkönig«, sagt Mathis voller Überzeugung.

Ich tröte einen kleinen Tusch. »Es geht los: Was fressen Luchse?«

»Rehe und Hasen.«

»Was ist der schwerste Trick in der Halfpipe?«

»Der 1080.«

In meinem Kopf drängeln sich die Fragen. Mal ist die eine vorne, mal die andere.

»Wie bringt man jemanden zum Lachen?«

»Indem man ihn kitzelt. Das ist total einfach, Emely!«

Er weiß auf alles eine Antwort. Hat er gesagt. »Was hilft gegen große Müdigkeit?«

»Bewegung an der frischen Luft«, sagt er sofort und winkt dann wild vor meinem Gesicht herum. »Und weniger in den Computer gucken,« sagt Papa. Er lacht mich stolz an, weil ihm das noch eingefallen ist.

»Wie bekämpft man Gestrüpp?«

»Also, Papa reißt es immer raus.«

Vor der nächsten Frage kicke ich einen Stein vor mir her. Kick, kick.

»Was machst du, wenn deine Mama morgens nicht aus dem Bett kommt?«

»Wie, wenn sie nicht aus dem Bett kommt?« Mathis schüttelt den Kopf. »Sie ist immer die Erste, die wach ist!«

Kick. Kick. Noch ein Kick.

»Was machst du, wenn deine Mama Kopfschmerzen hat?«

»Ich?«

Mathis stockt. Kick. Er guckt mich aus den Augenwinkeln an. Ich spüre seinen Blick. Kick. Eine Antwort. Kick. Auf alles.

»Ich mache nichts. Meistens geht das so wieder weg.« Er ruckelt sein Skateboard unterm Arm zurecht. »Manchmal nimmt sie aber auch eine Tablette«, sagt er. Ich schieße den Stein ins Gras.

Doch kein Quizkönig.

Wann ist man Quizkönig?

A: Wenn man die aktuellen Fußballergebnisse weiß.

B: Wenn man sich mit Libellen auskennt.

C: Wenn man auf alles eine Antwort hat.

»Das ist ein komisches Quiz«, sagt Mathis. Auf einmal ist er ernst. Auf einmal ist das Lachen weg.

Was denkt er? Wo kamen diese Fragen her? Was passiert nun? Meine Gedanken sausen herum wie auf einer Achterbahn.

Mathis stapft neben mir her. »Warum stellst du so Fragen?«

Mein Atem geht auf einmal schneller. Meine Augen suchen den Boden nach einem neuen Stein ab. Weil meine Mama … fange ich im Kopf den Satz an. Weil meine Mama … Aber vielleicht rennt Mathis dann weg? Weil meine … Vielleicht erzählt er es sofort seinem Papa? Dann muss Mama in die Klinik, und Papa kriegt Ärger, weil er oft nicht da ist, dabei muss er doch arbeiten und dann müssen wir vielleicht weg und …

»Nur so«, sage ich.

»Das sind seltsame Nur-so-Fragen«, sagt Mathis.

Ich suche einen neuen Stein, kicke ihn vor seine Füße. »Hey, du bist dran!« Ich rempele ihn an. Stoße an sein Board. Lächele. Aber er geht einfach weiter. Geht an dem Stein vorbei. Ich kicke ihm den nächsten vor die Füße. »Los, du bist der Stürmer von Uruguay!«

Er guckt mich an. Seine Augen blitzen wieder.

»Schieß ein Weltklassetor!«

Er bleibt stehen, holt aus und kickt mit Schwung den Stein weg – im hohen Bogen landet er im Bach.

»Juhu, Weltklasse!!!«, rufe ich.

Da muss er endlich lachen.

»Nein! Ich will nicht. Lass mich los!!!« Lukas zetert und schreit. Ich stehe bei Frau Soukman in der Wohnungstür und halte ihn am Arm fest. »Nein!!!«, schreit er schon wieder und stemmt sich gegen mich. Er will noch mit Nico spielen. Er nervt. Frau Soukman redet auf ihn ein. Nico versteckt sich halb im Flur.

Ich fahre Lukas an: »Los, komm mit.« Er schreit weiter. »Lukas, Mama wartet!«

»Neiiinnn!«

Alle hören das. Selbst Frau Zobel. Garantiert.

Mir wird warm. Mein Gesicht glüht.

Ich stelle mich hinter Lukas und schiebe ihn ins Treppenhaus.

»Soll ich mitkommen?« Frau Soukman wirft mir einen besorgten Blick zu.

»Danke, geht schon. Er beruhigt sich gleich wieder.« Ich drücke meine Hände fest auf Lukas' Schultern. Er beruhigt sich aber nicht, sondern lässt sich auf die Treppenstufen fallen. »Lukas«, zische ich, beiße die

Zähne zusammen und packe mit einer Hand sein Handgelenk. Ich will ihn hochziehen, er macht sich schwer. Ich ziehe fester. Er macht sich noch schwerer. Er heult jetzt. Mir wird noch wärmer. Frau Soukman redet noch mal auf Lukas ein. Mit meiner freien Hand will ich das Schlüsselband schon aus meiner Hosentasche kramen – da stoßen meine Finger auf alte Gummibärchen von einem Besuch beim Gutknecht. »Notwehr!«, schießt es mir durch den Kopf. Ich halte Lukas ein Gummibärchen unter die Nase. Er steckt es sich in den Mund – und ist sofort still. Ich halte sein Handgelenk nicht mehr ganz so fest und fische schnell das nächste Gummibärchen aus meiner Tasche. Ein rotes. Ich lege es auf die erste Treppenstufe. Ein grünes, zwei Stufen weiter, ein gelbes, noch zwei Stufen weiter. Von Soukmans bis zu unserer Wohnung lege ich eine Gummibärchen-Spur. Lukas folgt ihr ohne einen Mucks.

Wie viel Gewicht kann man auf seinen Schultern tragen?

»Ich sehe einen Elefanten!«, rufe ich, hole noch mal Schwung und schaukele höher.

»Ich nicht«, ruft Mathis.

Aus den Augenwinkeln sehe ich, wie er auf der Schaukel neben mir mit den Knien herumwackelt.

Wir sind heute nach der Schule mit den Fahrrädern durch die Gegend gefahren. Ganz normal. Wie immer. Am Spielplatz haben wir angehalten und sind auf die Schaukeln gerannt. Wenn man beim Schaukeln den Kopf in den Nacken legt, kann man Wolkentiere sehen. Der Elefant ist deutlich zu erkennen. Ich hole noch mal Schwung, hänge fast waagerecht in der Luft, schon geht es wieder Richtung Boden, es saust in den Bauch. Ich lege den Kopf weiter in den Nacken. Über mir nur blauer Himmel mit großen weißen Wolken drin – Urlaubshimmel.

»Da ist auch ein Känguru!«, rufe ich.

»Und hier eine Ameise«, sagt Mathis.

Ich schwinge an ihm vorbei, er sitzt auf seiner Schaukel, sein Kopf fällt vornüber, er starrt auf den Boden.

»Manchmal müsste man eine Ameise sein!«, ruft er mir zu.

»Warum?«, rufe ich zurück.

»Weil sie so stark sind.«

»Bären sind auch stark.«

»Ja, aber Waldameisen können das Vierzigfache ihres Gewichts tragen!«

»So eine kleine Ameise?«

»Ja«, sagt Mathis nur.

Ich hole noch mal ordentlich Schwung. Das Vierzigfache des eigenen Gewichts. Was könnte ich tragen, wenn ich eine Ameise wäre?

»Ich muss gleich noch Hannah abholen«, rufe ich in den Himmel und schaukele weiter. Hin und her. Wie die Stimmung von Mama. Heute Morgen war sie gut gelaunt und hat sich um Lukas und Hannah gekümmert. Am Mittag war sie schon wieder müde.

»Emely, komm!«, ruft Mathis. »Wir fahren.«

Die Ameise ist weggekrabbelt. Ihm ist langweilig. Ich bin gerade am höchsten Punkt, das Schaukeln kribbelt im Bauch. Ich will nicht aufhören. Mathis steht auf, er turnt auf dem Klettergerüst herum, und ich schaukele und schaukele, bis ich nicht mehr weiß, ob der Himmel oben oder unten ist. Die Kirchturmuhr schlägt irgendwann. Eins, zwei, drei, vier. Was? Oh, verdammt! Sofort bremse ich die Schaukel ab, springe runter, lande fast auf den Knien, rappele mich hoch und hechte zum Fahrrad.

»Was ist los?«, ruft Mathis. Er hängt kopfüber an einer Kletterstange.

»Hannah!«

Mathis lässt sich vom Klettergerüst fallen. Ich springe aufs Fahrrad, kippe fast um, weil ich zu viel Schwung habe, fange mich gerade noch und fahre los. Mathis ruft mir etwas hinterher. »Ich muss los!!!« schreie ich. »Ich darf nicht zu spät kommen!!!« Als ich einmal zu spät war, hat Hannah gedacht, ich hätte sie vergessen, und ist in Tränen ausgebrochen. Ich biege um die Kurve. Ich darf NICHT ZU SPÄT kommen, dröhnt es in meinem Kopf. Als ich an der Krippe ankomme, geht Jules Mutter gerade zur Tür rein. Noch mal gut gegangen!

Welche Superkraft braucht man, wenn man Geschwister hat?

A: Teleportation

B: Zeitmanipulation

C: Unsichtbar sein

»Na, warst du im Kindergarten?« Frau Zobel steht im Hauseingang, sie zieht Reklamezettel aus ihrem Briefkasten und tätschelt dann Hannah den Kopf. Hannah erzählt ihr irgendwas, sie ist gut gelaunt.

»In der Krippe«, antworte ich und will mit Hannah schnell an Frau Zobel vorbei, da beugt sie sich zu unserem Kasten rüber und sagt: »Ihr habt Post.« Ein großer, zerknitterter Umschlag guckt aus dem Briefschlitz. Ich ziehe ihn vorsichtig heraus.

»Für Emely«, steht drauf – in Mathis' krakeliger Handschrift.

»Von deinem Freund? Mit dem Fahrrad und dem Brett?« Wie durch Watte höre ich die Stimme von Frau Zobel. Mathis war hier? Ich starre auf den Umschlag. Lese ein zweites und drittes Mal: »Für Emely.« Wir haben uns doch gerade erst gesehen.

»Wie ist er denn reingekommen? Ich hab ihn gar nicht gehört.« Frau Zobel reckt den Hals und guckt mir über die Schulter, ich drücke den Umschlag schnell an mich. »Er pfeift ja manchmal ganz schön laut.«

Das kann sie hören?

Ich drehe mich um, nehme Hannah an die Hand, sage »Tschüss, Frau Zobel«, und ziehe Hannah hinter mir die Treppe hoch.

Oben bringe ich Hannah mit Spielzeug in ihr Bettchen, mache bei Mama die Tür richtig zu und gehe in mein Zimmer. Ich setze mich auf die Bettkante, drehe den Umschlag hin und her. Er ist leicht und außer meinem Namen steht nichts darauf. Ich hole die Schere vom Schreibtisch, setze mich wieder, atme zweimal durch, schiebe die Schere vorsichtig unter die Kante – und schlitze den Umschlag auf. Ich muss meine Hand weit reinschieben, erst ganz unten steckt etwas. Eine Fußballkarte. Der Torwart von Uruguay lächelt mich an. Seine Hände stecken in festen, großen Torwarthandschuhen. Er sieht aus, als würde er jeden Ball halten. Auch beim Elfmeterschießen. Er sieht aus, als würde er seine Mannschaft vor jeder Niederlage retten.

»Den kann man gegen alles eintauschen«, murmele ich. Wie bei allen Fußballbildchen stehen unten auf der Karte seine gewonnenen Pokale und Meisterschaften. Weltmeisterschaften, Landesmeisterschaften, Pokale aus Südamerika – es sind richtig, richtig viele. Ich betrachte ihn lange, streiche einmal mit dem Finger drüber und lege ihn in das Kästchen. Zu dem Foto von Luky, dem Notgroschen und den Silberpapierchen.

Was kann ein Torwart nicht halten?

»Mama, aufwachen!«

»Hmmm«, brummt sie nur.

Wieder ein Morgen, an dem sie nicht aus dem Bett kommt. Von Papa lag ein Zettel auf dem Küchentisch. Er musste wieder früh los. Ich sitze auf der Bettkante, rüttele sie an der Schulter.

»Der Wecker hat schon dreimal geklingelt.«

Sie schlägt kurz die Augen auf, guckt mich müde an. Im Flur trampelt Lukas herum, er sucht seinen Flitzer, und im Kinderzimmer brabbelt Hannah vor sich hin.

Alle sind wach. Fast alle.

»Stehst du bitte auf. Ich muss in die Schule.«

»Gleich«, sagt Mama leise.

Gleich.

Gleich kann dauern.

Gleich ist zu spät.

Ich stehe von der Bettkante auf, rüttele ihre Schulter fester, rufe lauter: »Mama!!! Aufstehen!!!« Mit einem Ruck ziehe ich ihr die Bettdecke weg. Sie hat das schöne Nachthemd an. Das mit den gelben Blumen, das nach Urlaub aussieht.

»Ich muss schlafen«, sagt sie, rollt sich wie ein Igel zusammen und zieht die Decke wieder hoch. Meine Hände ballen sich zu Fäusten.

»Du schläfst seit gestern Mittag«, sage ich leise zu ihrem Rücken unter der Decke.

Ein Blick auf den Wecker. Ich muss mich beeilen.

Wo ist meine Decke, die ich hochziehen kann?

Lukas soll endlich loslassen, er hängt an mir wie ein Krake, total festgesaugt. Ich schüttele zweimal mein linkes Bein, aber Lukas zieht weiter an meiner Hose. Er schreit, er will Kakao. Er schreit so doll, dass ihm der Rotz aus der Nase läuft. Ich stehe in der Küche am Herd und schütte Milch in einen Topf. Ich will ihm ja seinen heißen Kakao machen. Aber wie soll das gehen, wenn er sich nicht abschütteln lässt?

Immer wieder zieht er an meinem Bein und drückt seine verrotzte Nase an mich. Eklig ist das. Ich mache zwei Schritte zur Seite, ziehe Lukas mit, suche im Regal nach der Kakaodose, da schreit auch noch Hannah in ihrem Bettchen. Ich schubse Lukas richtig zur Seite, suche zwischen den Spielsachen auf dem Küchentisch einen Keks, damit er endlich still ist, finde aber nichts. Er schreit weiter, er schreit lauter. Da blubbert und zischt es auf dem Herd und stinkt sofort nach angebrannter Milch. Oh nein! Verdammt! Alles übergekocht. Auch das noch. Ich packe den Topf am Griff, ziehe ihn schnell zur Seite, Lukas hängt schon wieder an meinem Bein, ich fauche ihn an. »Lukas! Hau ab! Lass mich endlich in Ruhe.«

Er schreit so, dass es in den Ohren wehtut und Hannah schreit in ihrem Zimmer mit. Mein Atem geht schneller, mein Bauch bebt, das Geschrei dröhnt in meinem Kopf. Ich stehe am Herd, halte mir die Ohren zu, starre in den Topf. Den Kakao kann ich vergessen, die Milch klebt als braune Kruste auf der Herdplatte. Ich wische mir mit einem Arm über die Augen, blinzele zwei-, dreimal – hole tief Luft. Auf dem Tisch finde ich doch noch zwei Kekse und schiebe sie Lukas in den Mund. Er muss auf einmal so viel kauen, dass er nicht mehr schreien kann. Auch Hannah ist wieder ruhig. Noch ein Blick auf die Uhr. Für einen neuen Kakao reicht es nicht. Wenn ich zu spät zur ersten Stunde komme, fragt Frau Wolfgramm vielleicht warum ich zu spät bin.

»Ach, wissen Sie, das war so: Lukas wollte sich nicht von mir anziehen lassen, er hing an meinem Bein und hat geschrien, Hannah hat dann auch geschrien, deshalb habe ich Frau Soukman und Nico verpasst, in der Küche hat es außerdem gestunken, das kam von der Milch, die ist nämlich übergekocht und klebt jetzt auf dem Herd, statt Kakao gab es dann Apfelschorle. Nein, Frau Wolfgramm, Mama hat von all dem nichts mitgekriegt, sie hat einen ganz schlechten Tag heute.«

Ich gehe noch einmal ins Schlafzimmer.

»Mama.«

Keine Reaktion.

»Mama, steh bitte, bitte auf.«

Ich höre nur ihren Atem. Und sehe neben dem Bett zwei Silberpapierchen.

»Oh, verdammt«, sage ich leise. Drehe mich um – und zucke zusammen. Ich hab die Schlafzimmertür hinter mir zugeknallt.

Hannah geht es gut. Habe ich was falsch gemacht? Ja, heute Morgen ist die Milch übergekocht. Ich passe das nächste Mal besser auf. Versprochen.

Ich stapfe zu Hannah, hole sie aus ihrem Bettchen, ziehe sie und Lukas ruckzuck an.

War sonst irgendwas?

Sie sind ganz ruhig und lassen mich machen.

Oder bin ich einfach nicht wichtig?

Ich werfe mir meinen Rucksack über die Schulter, schnappe die beiden, setze Hannah heute auf den Gepäckträger von meinem Fahrrad und Lukas auf Hannahs Laufrad. Frau Soukman ist eh schon weg. Mathis wird heute wieder von seinem Papa gebracht. Nur ich komme zu spät. Viel zu spät. Lukas gebe ich im Kindergarten ab, Hannah in der Krippe. Dann fahre ich los. Der Wind treibt mir Tränen in die Augen. Meine Nase läuft.

Was sage ich Frau Wolfgramm?

Was sage ich Frau Wolfgramm?

Mein Kopf ist leer.

In der Schule renne ich aufs Klo. Wasche mein Gesicht, putze die Nase. Vor der Tür zum Klassenzimmer hole ich noch einmal tief Luft, nehme die Klinke fest in die Hand, hoffe, dass mir irgendetwas einfällt, mache die Tür auf – und lächele Frau Wolfgramm an.

»Entschuldigung. Aber heute Morgen …«

Ich stocke. Schlucke.

»Ja«, sagt Frau Wolfgramm. »Mathis hat es schon erzählt.«

Mir wird heiß und kalt, abwechselnd und gleichzeitig. Mathis? Was erzählt?

Frau Wolfgramm lächelt mich an. »Das kommt vor«, sagt sie. »Und kann ja repariert werden.«

Ich stehe vor ihrem Pult, es wackelt auf einmal, das Board hängt plötzlich schief und Frau Wolfgramm rutscht fast aus meinem Blick.

»W-a-s?«, stammele ich und versuche das Gleichgewicht zu halten.

Sie verdreht leicht die Augen. »Emely, ein platter Fahrradreifen ist kein Weltuntergang.«

Platter Reifen. Kein Weltuntergang. Langsam dringen die Worte zu meinem Gehirn durch. Das Geschaukel lässt etwas nach.

»Setz dich erst mal.«

»Ja.« Auf dem Weg zu meinem Platz wanke ich noch leicht.

Wie entstehen Risse in einer Fassade?

A: durch Spannung im Material

B: durch Wettereinflüsse

C: durch überkochende Milch

Ich verstecke mich hinter Sibel. Ich wäre im Moment wirklich gern ein Chamäleon. Oder Sibel bräuchte einen breiteren Rücken. Aus den Augenwinkeln sehe ich, dass Mathis mir ein Zeichen geben will. Ich kann nicht. Ich muss das faulige Gefühl in Schach halten. Ich konzentriere mich auf Sibels T-Shirt. Bunte Blumen zwischen Karos. Sehr wild.

Irgendwann erwischt mich Mathis' Blick doch. Lautlos fragt er: »Was ist los?«

Ich schüttele den Kopf, drehe mich weg, versinke in den Blumen auf Sibels T-Shirt, die plötzlich wachsen und Dornen kriegen, wie Brombeerhecken. Sie ranken sich um die Karos, wuchern immer weiter und sehen auf einmal aus wie Gestrüpp. Ich will kein Gestrüpp mehr. Ich will Blumen auf Sibels T-Shirt. Das Grünzeug ist aber nicht aufzuhalten, es wächst weiter, türmt sich höher und höher – bis es zur kleinen Pause klingelt.

»Emely!«, ruft Mathis. Er ist von seinem Stuhl hochgeschnellt und schon auf dem Weg zu mir.

Ich stehe auf, drängele mich an allen vorbei, flüchte aufs Klo und verziehe mich in eine Kabine. Auf dem Klodeckel sitzend, ziehe ich meine Beine hoch, schlinge die Arme drumherum. Die Tür geht auf und zu. Gerede, Gekicher und Lachen dringen an mein Ohr. An den Stimmen erkenne ich Merle, Luca und Ayse aus der Parallelklasse, sie stehen vor den Waschbecken, streiten sich um Plätze am Spiegel, kichern vor sich hin und reden über ihre Haare. Lena ist auf einmal zu hören. Sie erzählt von den Videos, die sie mit Alima gemacht hat, und alle bewundern ihr T-Shirt, das offenbar neu ist. Ihre Gespräche rauschen durch mich hindurch. Ich gucke an mir runter – immerhin kein Fleck auf dem T-Shirt heute. Fast ein Glückstag.

Es klingelt zur nächsten Stunde. Biologie. Ich warte bis es ruhig ist, verlasse als letzte die Klos und drücke mich auf dem Flur herum. Erst mit Herrn Schneider husche ich ins Klassenzimmer und versinke gleich wieder hinter Sibel. Blumen in Karos. Seit wann hat sie dieses T-Shirt? Warum hat sie nicht das mit den bunten Streifen an? Ich starre auf das Muster. Es wuchert nix.

»Emely, kannst du uns das über die Igel erklären?« Herr Schneider steht vor mir.

Was? Wir sollten was über Igel machen?

»Emely?«

»Ja.«

Igel. Klar. Mein Spezialgebiet. Wie war die Frage noch mal? Lukas ist in der Igel-Gruppe, fällt mir dazu ein. Okay, dann also los. »Also, Igel fressen eigentlich kein Obst«, sage ich. »Sie lassen zum Beispiel Äpfel liegen, denn die tun ihrem Magen nicht gut. Und mein Bruder Lukas ist im Kindergarten in der Igel-Gruppe und witzigerweise lässt er Äpfel auch immer liegen.« Ich lächele Herrn Schneider etwas schief an. Er läuft nun zwischen den Tischen auf und ab. »Das Blöde ist nur: Er lässt sie leider immer hinter dem Sofa liegen. Wo man überhaupt nicht drankommt und die Äpfel verfaulen.«

Sibel dreht sich um. Von der Seite guckt mich Mathis an. Vorne wird gekichert. Mit der Geschichte hat keiner gerechnet, auch Herr Schneider nicht. Er sagt nur: »Aha, interessant.«

Ich könnte bis zum Schulschluss weiter erzählen von fauligen Tagen, Silberpapierchen, dem Schrumpeln im Bauch und einer Schmetterlingsfee, auf die man sich nicht verlassen kann. Es würde wahrscheinlich niemand mehr kichern.

»Ja«, sage ich zu Herrn Schneider und hoffe, dass er mir heute keine Frage mehr stellt.

Er sagt noch was von wegen Hausaufgaben machen, geht wieder an das Board und lässt mich für den Rest der Stunde in Ruhe. Als es klingelt stopfe ich meine

Stifte und mein Heft in den Rucksack. Schule aus für heute. Bloß schnell weg.

»Emely.« Mathis drängelt sich an Alima vorbei an meinen Tisch. Ich werfe mir meinen Rucksack über die Schulter und stapfe los.

»Ich hab keine Zeit.«

»Wir könnten später zum Skatepark fahren.«

»Ich hab heute keine Lust auf den Skatepark.«

Aber angebrannte Milch vom Herd kratzen, darauf habe ich total Lust. In mir brodelt es. Ich gehe schneller. Mathis stiefelt hinter mir her. Ich kann nicht. Ich will nicht. Bei den Fahrrädern schließe ich mein Fahrradschloss auf. Schlüssel rein, Schlüssel rumdrehen, Kette aus den Speichen ziehen, Kette um den Rahmen wickeln, Ständer einklappen, aufsteigen …

»Emely«, flüstert Mathis. »Der Torwart von Uruguay …«

»Der Torwart von Uruguay! Echt toll«, fahre ich ihn an. »Der hält sein Tor sauber, aber nicht unsere Küche.«

Meine Unterlippe fängt an zu zittern. Mein Bauch zieht sich zusammen. Meine Hände krallen sich am Lenker fest. Weg. Schnell weg. Nicht zu Mathis schauen. Einfach rechten Fuß aufs Pedal stellen, geradeaus gucken – losfahren. Losfahren und nicht umdrehen. Bloß nicht.

Als ich um die Ecke bin, trete ich fest in die Pedale. Oh, verdammt! Jetzt ist es passiert. Jetzt bin ich auch übergekocht. Ich fahre schneller. Meine Gedanken wirbeln durch meinen Kopf. Mama. Papa. Mathis. Moppel. Immer schneller, immer heftiger: Ich wollte das nicht. Ich kann nicht zum Skatepark. Es ist so. Mama. Hannah. Weil ich so schnell fahre, rollen mir Tränen übers Gesicht. Vom Fahrtwind.

Ich düse über den Spielplatz, nehme die Kurven ziemlich eng, übersehe fast den Paketboten, der gerade zum Gutknecht will, und als ich in unsere Straße einbiege, tobt in meinem Kopf ein Wirbelsturm: Mathis, Mama, Autos, Papa, blauer Flitzer, Milch, Lukas, Äpfel, faulige Gefühle, angebrannt, Silberregen, müde, Hannah, Krippe, Quizshow, Moppel. Moppel! Ich muss zu Moppel. Schnell. Ich trete noch mal fest in die Pedale, stoße im Hof mein Fahrrad in den Ständer und renne zu Moppel.

Ich bohre meine Finger weit durch den Draht, so weit, dass es wehtut. Die Tränen laufen, obwohl der Fahrtwind weg ist. Mein Herz klopft wie wild. Moppel kommt an die Tür gehoppelt. »Moppel«, sage ich leise. Aus meinem Brustkorb kommt ein Seufzer. Ich atme einmal tief ein und aus. Meine Finger drücken sich in

Moppels Fell. »Mathis fährt bestimmt NIE mehr mit mir zum Skatepark. NIE MEHR, hörst du?«

Ich wische mir mit einer Hand über die Augen. Moppel mümmelt an meinen Fingern. Ich sitze da, spüre Moppels Schnauze. Ich bleibe einfach hier sitzen. Bei Moppel. Für immer. Ich kraule ihn hinter den Ohren und rücke ganz nah an den Maschendraht. »Was soll ich machen, Moppel? Mathis weiß doch nicht, was du weißt.« Moppel guckt mich an, ich will ihn ganz nah bei mir haben und mache vorsichtig das Türchen auf.

»Moppel, komm her.« Ich strecke eine Hand nach ihm aus, hebe ihn hoch und drücke ihn an mich. Ich halte ihn fest, spüre sein pochendes Herz. Meine Tränen tropfen nasse Flecken in sein Fell. Irgendwann wird mein Herz wieder ruhiger.

Hat Sucht etwas mit Suche zu tun?

Oben öffne ich die Tür – und habe sofort den Geruch in der Nase. Es stinkt. Es stinkt nach angebrannter Milch. Ich lassen meinen Rucksack von den Schultern rutschen, gehe in die Küche. Es sieht genauso aus wie heute Morgen. Der Topf steht noch auf dem Herd. Sein Boden ist nicht mehr silbern, sondern braun mit kleinen Bläschen. Neben dem Topf, da wo die Milch über den Rand gequollen ist, kleben schwarze, angebrannte Flecken auf dem Herd. Ich reiße die Tür unter dem Spülbecken auf, packe den nächstbesten Putzschwamm und schrubbe damit den Herd. Ich reibe fest über die schwarzen Flecken, hin und her, hin und her, bis sie sich in kleine Krümel auflösen. Ich wische durch den Topf, drücke den Schwamm über den braunen Boden, wieder und immer wieder. Mir wird warm dabei, aber ich wische und wische, bis silberne Streifen und Flecken durchblitzen – und räume den Topf mit Schwung in die Spülmaschine. Das ganze angebrannte Zeug soll weg. Ich will keine angebrannte

Milch im Topf, ich will keine leeren Saftkartons unter unserem Küchentisch, ich will, dass Mama aufsteht, dass sie mir morgens Kakao macht, ein Butterbrot schmiert und wenn ich aus der Schule komme, ein Topf Spaghetti fertig ist, mit ganz viel Tomatensoße.

Im Schlafzimmer setze ich mich auf den Boden, lehne mich ans Bett, strecke die Beine aus.

»Mama.«

Sie schläft noch immer. Oder schon wieder?

Ich bleibe sitzen. Höre ihren Atem. Streiche mit der Hand ein paar Mal über den flauschigen Teppich. Hin und her. Hin und her. Im Rhythmus ihrer Atemzüge.

Wenn man den Tag ohne neue Silberpapierchen nicht mehr hinkriegt, dann ist das eine Sucht. Das hat Doktor Fischer zu Papa gesagt. Ich habe es gehört, weil meine Zimmertür offenstand. Damals habe ich mich gefragt, was Mama denn die ganze Zeit sucht, warum sie es nicht findet und ob sie hofft, dass ihr die Papierchen bei der Suche helfen. Klar war: So eine Sucht ist nix Gutes. Es klang gleich so strudelig. Wie wenn man in der Badewanne den Stöpsel zieht, das Wasser in einem Kreis im Abfluss verschwindet und dabei röchelnde Geräusche macht.

In der Nacht wache ich auf. Setze mich an meinen Schreibtisch. Sortiere meine Stifte. Schaue in den dunklen Hof. Denke an Moppel. Der die Antwort auch nicht kennt. Setze mich auf mein Bett. Gucke in meinem Zimmer herum. Lege mich auf den Boden. Hole mein Kritzelbuch heraus. Male darin herum. Habe Durst. Habe doch keinen Durst. Bleibe liegen. Kritzele weiter. Drehe mich auf den Rücken. Gucke an die Decke. Hole den Torwart aus dem Kästchen. Schaue ihn mir noch einmal genau an.

Gibt ein Weltmeister-Torwart auch bei einem Freundschaftsspiel alles?

A: Nur die erste Halbzeit.

B: Nein, er gewinnt ja keinen Pokal.

C: Klar, bis zur letzten Minute der Verlängerung.

Am nächsten Morgen werde ich wach, weil mir kalt ist. Ich will meine Decke hochziehen, aber da ist keine Decke. Ich bin auf dem Boden eingeschlafen. Es ist noch früh, in der Wohnung ist es ganz still. Ich drehe mich um und entdecke neben mir den Torwart von Uruguay. »Guten Morgen«, sage ich leise, nehme ihn zwischen beide Hände und schaue ihm fest in die Augen. Braun sind sie, wie die von Mathis, auf seinem Trikot ist eine 1 vorne drauf. »Heute ist dein Tag«, flüstere ich ihm zu und mir wird auf einmal warm. »Du darfst mich nicht im Stich lassen, hörst du.« Ich beobachte ihn genau. Er lächelt noch immer.

Ich stehe auf, ziehe meinen Rock an, schiebe den Torwart vorsichtig in die hintere rechte Tasche. Leise öffne ich meine Zimmertür, schleiche über den Flur und schaue kurz ins Kinderzimmer. Alles ruhig. Auf Zehenspitzen gehe ich ins Bad, in die Küche. Gerade will ich Mama einen Zettel auf den Küchentisch legen, da höre ich ihre tapsenden Füße.

»Guten Morgen, Schatz«, murmelt sie verschlafen.

»Mama, ich muss los.«

»Schon?«, fragt sie und gähnt. Was gestern passiert ist, hat sie vergessen.

»Ja, ich darf nicht zu spät kommen.«

Mama gähnt noch einmal.

»Lukas und Hannah schlafen noch«, sage ich.

Mama reckt sich. »Ich wecke sie gleich. Ich brauche nur erst einen Kaffee.« Sie lächelt mich an und füllt Kaffeepulver in die Maschine.

Ich drücke ihr einen Kuss auf die Wange, ziehe mir im Flur meinen Rucksack über und bin zur Wohnungstür raus.

Viel zu früh stehe ich mit dem Fahrrad an der Ecke. Ich schraube an der Klingel herum. Hoffentlich kommt Mathis. Und wenn nicht? Ich überprüfe die Handbremse. Und hoffentlich ist der Torwart von Uruguay fit. Ich ziehe ihn aus meiner Rocktasche. In dem Moment sehe ich Mathis auf dem Fahrrad um die Ecke kommen. Mein Herz pocht, mein Daumen fährt auf der Karte hin und her, ich gucke noch einmal auf die vielen Pokale. »Halt«, sage ich leise, als Mathis auf meiner Höhe ist und strecke ihm ganz schnell den Torwart entgegen. Mathis sieht die Karte und bremst so heftig, dass es quietscht. Er steht da, guckt auf den Torwart in meiner Hand, dann auf mich, dann wieder auf den Torwart.

Ich sehe die Fragezeichen in seinem Gesicht.

Anpfiff. Dein Einsatz, Weltmeister.

»Der ist sehr wertvoll«, sage ich. »Und man kann ihn gegen alles eintauschen?«

Mathis nickt. Ich hole tief Luft, drücke ihm den Torwart in die Hand und sage: »Dann hol mich heute Nachmittag zum Skateboardfahren ab.«

Mathis schaut auf den lächelnden Torwart.

Ich schaue Mathis an, wie er den Torwart anschaut. Warum sagt er nichts? Ich kaue auf meiner Unterlippe herum. Mein Körper fängt an zu kribbeln. Kann man den Torwart doch nicht gegen alles tauschen? Mathis' Mundwinkel zucken leicht. Ja? Und? Er sagt immer noch nichts. Mein Blick irrt durch die Gegend. Vor meinen Füßen entdecke ich einen plattgetretenen Kaugummi. Ich konzentriere mich auf die Kaugummi-Umrisse, traue mich kaum zu atmen, will gar nicht hier sein. Als ich gerade überlege wegzufahren, einfach nur weg, da sagt er: »Okay.« Okay. Mein Blick löst sich von dem Kaugummi. Okay klingt gut. Ich schaue ihn vorsichtig an. Mathis lächelt leicht und schiebt den Torwart in seine Hosentasche. Ich lächele leicht zurück und atme langsam aus. Wir steigen auf die Fahrräder, fahren einfach nebeneinander her. Okay ist gut. Ich gucke kurz zu Mathis rüber. Sein rechter Träger vom Rucksack ist vorne verdreht. Sonst nichts Auffälliges.

»Hast du die Hausaufgaben für Bio?«, fragt er plötzlich.

»Bio? Hatten wir da Hausaufgaben auf?«, frage ich etwas durcheinander.

»Ja, zur Abwechslung mal was über wilde Tiere.«

Ich schiele noch mal zu ihm rüber. Höre mein Herz. Vor lauter Aufregung haben sich in meinem Bauch alle Gefühle vermischt, sie entknoten sich gerade erst wieder – und Mathis macht schon wieder Witze?

»Wilde Tiere. Ich kann ja was über Flugkatzen erzählen«, sage ich. »Die können auch sehr wild sein.«

Mathis grinst. Aus seiner rechten hinteren Hosentasche guckt der Torwart von Uruguay heraus.

Gibt es für alles die richtige Zeit?

Mein Gehirn übt im Kritzelheft Satzanfänge. Und ich gucke ständig auf die Uhr. 14:45 … Also, es ist so … Was ich dir die ganze Zeit schon sagen wollte … 14:46 … Ich habe dich angeschnauzt, weil … Das lag an dem fauligen Tag … 14:47 … Kennst du die Silberpapierchen … 14:48 … Was passiert, wenn Mathis es weiß? Vielleicht sage ich doch besser nichts. Oder dass es wegen Hannah war …

Ich sortiere meine Stifte zum 100. Mal. Mindestens. Stehe auf, gehe in die Küche, räume die Kaffeetasse von Mama in die Spülmaschine. Sie liegt wieder im Bett, aber sie war mal wach. Zeitschriften und Urlaubskataloge liegen herum. Ich finde noch zwei Löffel, die ich wegräume.

14:54 Uhr. Ich MUSS dir was sagen, Mathis.

14:55 Uhr. Ich KANN dir das NICHT sagen, Mathis.

14:56 Uhr. Ich WEISS NICHT, wie ich es dir sagen soll.

Von unten pfeift es.

Er ist zu früh! Ich gehe ins Bad. Will das Fenster aufreißen. Will wie so oft rufen: Ich komme ja gleich! Aber in meinem Bauch sticht es. Ich stehe am gekippten Fenster. Gucke vorsichtg an der Folie vor dem Gerüst vorbei, sehe Mathis unten stehen. Er schaut auf etwas in seiner Hand. Der Torwart von Uruguay. Ich nehme den Griff …

»Emely.«

Mama.

In meinem Bauch sticht es noch mehr.

Mathis guckt an der Fassade hoch.

Ich zucke zurück und drücke mich an die Wand neben dem Fenster. Meine Finger suchen sich ein Haargummi, spielen daran herum.

Von unten pfeift es noch einmal. Gleich, Mathis. Ich hole tief Luft. Das Haargummi spannt.

Ausatmen.

»Bist du da?«

Nicht jetzt, Mama.

Vorsichtig schaue ich um den Fensterrahmen. Die Folie vom Gerüst flattert wieder vor meine Aussicht.

»Hast du meinen gelben Pullover gesehen?«

Bitte. Nicht. Jetzt.

»Emely?«

Es klappert im Schlafzimmer. Ich schließe kurz die Augen. Mein Brustkorb spannt. Meine Finger lassen das Haargummi fallen.

Ich WOLLTE dir was sagen, Mathis. WIRKLICH.

Ich drehe mich um, gehe aus dem Bad, mein Blick streift kurz die Schmetterlingsfee.

Mama steht im Nachthemd vor dem Kleiderschrank.

»Ah, da bist du ja! Papa hat aufgeräumt und man findet nichts mehr.« Sie lacht leicht. »Der Pulli liegt doch sonst immer in dem Fach hier.«

Ich sehe sie da stehen, mache zwei, dritte Schritte auf sie zu – stocke …

»Hat es geklopft?« Mama guckt mich an.

Das kann nicht sein.

Er stand gerade noch im Hof.

»Emely?«

»Ja?«

»Ich glaube, es hat geklopft.«

Vielleicht auch nicht.

»Kannst du nachschauen, Schatz?«

»Hm.«

Meine Beine bringen mich über den Flur. Ich starre auf die Türklinke, hebe langsam meinen Arm – DONG,

DONG, DONG – Fäuste hämmern plötzlich gegen die Tür. Ich halte die Luft an.

»Aufmachen!«

Lukas! Muss er mir so einen Schrecken einjagen. Ich drücke die Klinke runter: »Lukas, du sollst doch bei Nico bleiben, bis dich einer abholt. Was machst du hier? Warum kannst du nicht hören? Du hast mich total erschreckt und …«

»Mecker, mecker.«

»He, was soll das?«

Oh, Mann. Im Schlafzimmer klappert es wieder und Mama schimpft vor sich hin.

»Mama!« Lukas rennt an mir vorbei. »Mama, können wir Autobahn spielen?«

Ich stehe im Flur, fühle mich, als wäre ich gegen den großen Betonklotz im Skatepark geknallt.

»Ich hab keine Zeit, Lukas. Ich muss mit Emely was suchen.«

Warum mit mir?

»Emely?«

Ich gehe zum Schlafzimmer, bleibe in der Tür stehen. Lukas hüpft aufgedreht herum, vom Bett zum Schrank und wieder zurück. Mama reißt eine weitere Schranktür auf, Lukas hüpft dagegen. Er fängt an zu jammern und tritt gegen den Schrank, Mama faucht ihn an: »Lukas, was soll das?«

Er jammert erst recht, tritt noch einmal gegen den Schrank. Mamas Gesicht verfinstert sich.

»Hör auf damit. Das macht man nicht.« Sie zieht ihn vom Schrank weg.

»Ihr seid doof!« Lukas schiebt sich an mir vorbei, rennt heulend aus dem Zimmer. Mama geht ihm hinterher.

»Lukas!« Ihre Stimme ist schrill.

Vor seinem Zimmer lässt sich Lukas fallen, trommelt mit seinen Fäusten auf den Boden und schreit. Mama steht im Nachthemd vor ihm. Sie holt Luft, dann sacken ihre Schultern zusammen. Mit leeren Augen schaut sie mich an. Ich gehe auf sie zu – und spüre plötzlich einen Luftzug an meinen Armen. Meine Härchen stellen sich auf. Ich drehe mich um und mache zwei Schritte um die kleine Ecke herum Richtung Wohnungstür. Erstarre.

»Emely. Kommst du?«

Er darf nicht hier sein.

Ich gehe an die Tür.

»Mathis, es ist gerade …« Er schiebt vorsichtig die halboffene Tür weiter auf. Ich blockiere sie mit einem Fuß.

»Lukas, hör auf!« Mama redet hinten auf Lukas ein. Er schreit noch immer.

»Wir wollten doch zum Skatepark.« Mathis' Blick bohrt sich tief in meine Augen.

»Wie bist du unten reingekommen?«

»Die Nachbarin, aus dem Erdgeschoss.«

»Emely!?«

»Komme gleich, Mama!«

»Ich soll dich abholen. Der Torwart.«

Er drückt leicht gegen die Tür. Ich drücke dagegen. Es ist Mittag. Und Mama im Nachthemd. Und überhaupt.

»Ich kann nicht«, flüstere ich und schiebe langsam die Tür zu.

»Aber …«

Ich schüttele den Kopf.

Er guckt mich immer noch an. Seine Augen. Sein Gesicht. Plötzlich anders als sonst. Ich gucke auf den Boden. Mathis macht einen Schritt rückwärts. Er sagt nichts mehr.

KLACK. Die Tür fällt ins Schloss.

Mein Brustkorb wird eng.

Ich kriege fast keine Luft mehr.

Atme schneller. Mein Atem ist flach.

Stehe da. Mein Brustkorb rasselt. Angst.

Was können Blicke verraten?

A: ob man geträumt hat

B: wie man sich fühlt

C: welche Schuhgröße man hat

»War noch jemand an der Tür?« Mama hat das Klacken gehört.

»Ja«, sage ich fast lautlos und lausche durch die geschlossene Tür. Ich höre seine Schritte, die Treppe runter. Meine Hand drückt die Klinke leicht nach unten. Wenn ich noch einmal aufmache … Ich drücke mein Ohr an die Tür, lausche noch einmal, höre keine Geräusche mehr. Meine Hand rutscht von der Klinke. Ich drehe mich um, gehe den Flur entlang. Der Boden unter mir wankt. Mama sitzt neben Lukas auf dem Boden. Sie hält ihn im Arm. Er hat sich beruhigt.

»War da noch jemand?«, fragt sie noch einmal.

»Mathis.«

»Und was wollte er?«

Was er wollte?

»Er hat mir was wegen der Schule gesagt.«

»Ach, das ist ja nett.« Sie steht auf, lächelt mich an. »Weißt du, wo der Pullover sein könnte?«

»Ich glaube, Papa hat ihn ins Bad gehängt.«

Mama geht Richtung Bad. Ich hinter ihr her.

Aus. Vorbei.

Wir stehen im Bad, hinter der Tür hängt Mamas Pullover. Durch das gekippte Fenster höre ich von unten einen der Fassadenbauer. Und – ganz weit weg – die Stimme von Mathis. In meinem Brustkorb sticht es.

»Was würde ich nur ohne dich tun?«, sagt Mama und gibt mir einen Kuss auf die Stirn.

Ich schlucke. Mein Hals ist ganz trocken.

Gehen geschlossene Türen wieder auf?

Ich gehe in mein Zimmer. Mache die Tür zu. Lege mich auf den Boden. Meine Finger krallen sich in den weichen Teppich vor meinem Bett.

NIE. WIEDER.

Ich starre vor mich hin.

Sekunden. Minuten. Stunden?

Es klopft. Mama macht die Zimmertür auf. Sie leuchtet. Sie hat den gelben Pullover angezogen. »Ich hole mit Lukas zusammen Hannah ab«, sagt sie und: »Papa kommt heute auch nicht so spät.« Ich antworte nicht. »Alles okay?«

»Hmmm.«

Die Wohnungstür fällt ins Schloss. Ich bleibe noch einen Moment auf dem Teppich liegen. Es ist alles wie immer. Und doch auch nicht. Ich stehe auf, stelle mich an mein Fenster, sehe Mama mit Lukas über den Hof gehen. Der nette Fassadenarbeiter wechselt auch mit ihnen ein paar Worte. Er räumt gerade seine Sachen ein. Dann sind Mama und Lukas um die Ecke verschwunden. Ich gucke über den Hof, auf den Stall von Moppel. Moppel. Aus meinem Nachttisch hole ich das Kästchen heraus. Zwischen den Silberpapierchen liegen das Foto von Luky und der Notgroschen.

Mein Kopf ist leer.

Mein Zimmer ist leer.

Die Welt ist leer.

Ich lege mich wieder auf den Boden. Nehme mein Kritzelbuch. Male durcheinander Kreise, Strudel und Gestrüpp, Autobahnen und fliegende Flitzer und über allem viele Fragezeichen.

Ich stehe auf, gehe in die Küche, trinke was, gehe ins Bad, ins Kinderzimmer, ins Schlafzimmer, wieder in mein Zimmer. Versuche Hausaufgaben zu machen. Denke aber die ganze Zeit an Mathis. Aus. Vorbei. Nie. Wieder.

»Emy!« Hannah kommt in mein Zimmer, sie läuft zu mir an den Schreibtisch, klettert auf meinen Schoß.

Ich drücke sie an mich. Im Flur höre ich Mama und Lukas und jemanden der laute Autogeräusche macht. Sie haben Nico mitgebracht!? Lukas und Nico rennen ins Kinderzimmer – die Autogeräusche werden etwas leiser. Hannah spielt mit meinen Stiften.

»Wie war es in der Krippe?«, frage ich und lehne meinen Kopf an ihren. Sie brabbelt drauf los und erzählt mir was von ihrem Tag. »Schön«, sage ich zwischendurch. Hannah erzählt weiter. Ich schaue ins Leere.

Wie repariert man eine Freundschaft?

A: mit Sekundenkleber

B: mit Hilfe eines Fassadenbauers

C: mit einem Torwart aus Uruguay

Irgendwann sagt Hannah: »Ghetti!« Und strahlt. Ihr Wort für Spaghetti. Da ist klar, weshalb aus der Küche ein Scheppern zu hören ist. Das Scheppern mischt sich mit der lauten Frage in meinem Kopf. Die Autogeräusche kommen auf einmal auch wieder vom Flur. Es brummt und quietscht und auf einmal gibt es ein großes Hallo. Papa ist gekommen. Hannah rutscht von meinem Schoß und läuft raus. Ich sitze da. Gucke weiter vor mich hin. Bei dem Lärm fällt mir einfach keine Antwort ein.

»Emy, komm.« Hannah kommt wieder ins Zimmer, sie nimmt meine Hand, sie will mich zum Essen holen. Als ich aufstehe, steht Papa in meiner Zimmertür.

»Hallo, Große«, sagt er und drückt mich an sich. In der Küche verteilt Mama Spaghetti in die Teller, Papa kümmert sich um Getränke. Nico ist in der Zwischenzeit runtergegangen. Habe ich gar nicht mitgekriegt.

Nach dem Essen verziehe ich mich wieder in mein Zimmer. Ich lege mich ins Bett. Hole das Foto von Luky aus dem Kästchen. Streiche mit den Fingern drüber. Es klopft an meiner Tür.

»Ja.« Ich greife nach der Bettdecke, ziehe sie bis unter meine Nase, lasse das Foto darunter verschwinden.

»Schläfst du etwa schon?« Papa setzt sich zu mir.

»So halb.«

»Liebe Grüße von Hanno soll ich dir ausrichten. Er könnte nächste Woche was Schönes mit dir unternehmen, wenn du magst.«

»Ja, super.«

»Kommst du noch mit in die Küche?« Er stupst mir seinen Zeigefinger auf die Nase. »Du könntest mir von deinem Tag erzählen.«

Von meinem Tag erzählen.

Von dem Tag, an dem alles kaputtging.

»Wir schreiben morgen einen Test. Und ich muss noch lernen.« Ich nehme das Buch, das auf meinem Nachttisch liegt und schlage es auf.

Papa bleibt sitzen und guckt mich über den Buchrücken an. Ich konzentriere mich auf die Buchstaben.

Ich kann nicht von meinem Tag erzählen. Eine Zeile. Wirklich nicht. Noch eine Zeile. Ich blinzele, beiße auf meine Unterlippe.

»Na gut. Schlaf später schön«, sagt Papa endlich und gibt mir einen Kuss auf die Stirn.

»Ja, du auch«, flüstere ich.

Als er zur Tür draußen ist, lege ich das Buch weg und hole das Foto von Luky wieder hervor. Ich betrachte ihr Fell. In meinem Mundwinkel schmeckt es salzig.

Etwas später höre ich die Badtür, Papas Schritte auf dem Flur, die Schlafzimmertür. Dann ist es ruhig. Ich drehe mich von einer Seite auf die andere, zähle Zahlen hoch und runter. Nichts hilft. Ich kann nicht einschlafen. Irgendwann schlage ich meine Decke zurück, gucke aus dem Fenster, der Mond erleuchtet den Hof. Ich nehme mein Schlüsselband, schleiche aus meinem Zimmer, aus der Wohnung, aus dem Haus.

Moppel sitzt ganze hinten in seinem Stall. Als ich das Türchen öffne, kommt er sofort angehoppelt. Ich hebe ihn vorsichtig heraus und drücke ihn an mich. Wir sitzen einfach da. Vor dem Stall. Keine Ahnung wie lange. Ein Luftstoß lässt die Folie am Haus rascheln. Ich setze Moppel in den Stall zurück und schleiche wieder hoch. Irgendwann schlafe ich ein.

Was passiert mit einem Geheimnis, wenn man es teilt?

Am nächsten Morgen hat Papa schon Frühstück gemacht und kümmert sich um Lukas und Hannah. Ich rutsche auf die Bank und trinke schweigend meinen Kakao.

»Viel Glück für den Test«, sagt Papa irgendwann.

»Was?«

»Viel Glück für den Test.«

»Ach so. Danke!«

Ich habe die Uhr am Herd im Blick.

Ich will nicht. Ich kann nicht.

»Auf geht's, ab mit dir. Oder hast du etwa Angst, du hättest nicht ausreichend gelernt?« Papa lacht mich an.

Ich stehe auf, gebe Papa einen Kuss und gehe. Im Hof gucke ich kurz bei Moppel vorbei. »Guten Morgen, Moppel.« Er wackelt mit seinen Ohren.

Als ich mit dem Fahrrad aus dem Hof fahre, sehe ich Mathis an der Ecke stehen. Mein Herz klopft auf einmal laut. Langsam fahre ich auf ihn zu.

»Hi«, sagt er. Einfach so. Als wäre die Welt in Ordnung.

»Hi.« Ich gucke geradeaus und fahre weiter. Mathis fährt hinter mir her. Bis wir bei der Schule sind.

Alima kommt auch gerade am Schultor an. »Emely!«, ruft sie. Ich winke, hänge mich an sie, gehe mit ihr ins Gebäude und ins Klassenzimmer. Mathis wirft mir immer wieder einen Blick zu. Er schleicht um mich herum. Ich gehe ihm aus dem Weg.

Nach der Schule fahren Mathis und ich mit den Rädern den Weg am Bach entlang. Automatisch sind wir beide dahin abgebogen. Die Luft flirrt hier besonders, es liegt nicht an der Hitze. Ich konzentriere mich auf den Weg. Als würde ich ihn nicht kennen.

»Emely … gestern«, sagt Mathis auf einmal.

»Die Blumen sind echt schön hier, oder? Die sind noch mal gewachsen.«

»Warum sollte ich dich abholen?«

»Machst du heute keine Kunststücke? Guck mal, ich kann auch ein Bein rausstellen.« Ich lächele ihn von der Seite schief an. Er guckt gar nicht hin.

»Ich kann es auch noch höher strecken.« Ich strecke mein Bein nach oben, gucke dabei noch mal zu ihm rüber, das Rad vorne verspringt leicht an einem Stein. Ich ziehe das Bein schnell wieder ran, versuche das Gleichgewicht zu halten, aber nichts ist mehr stabil, das Rad rutscht auf dem Schotter – Mist! Ich falle.

»Emely! Hast du dir wehgetan?« Mathis hat sein Fahrrad hingeschmissen und beugt sich über mich.

Ich sitze auf dem Boden, mein Knie brennt, es ist leicht aufgeschürft. Meine Augen brennen auch.

»Alles okay?« Mathis guckt mich an.

Von einer Sekunde auf die andere, schnürt es mir mein Herz zu. Okay? Nichts ist okay! Ich will schreien, kann aber nicht. Meine Schultern fangen an zu beben. Meine Unterlippe zittert. Ich will einfach nur, dass er weiter mit mir zum Skatepark fährt, dass er es versteht. Ich schluchze kurz auf. Dann bricht es aus mir heraus. »Es ist wegen Mama …«, stoße ich hervor. »Wegen der Silberpapierchen. Als Hannah im Krankenhaus war, kam auf einmal das Gestrüpp …«

Mathis setzt sich neben mich und ich erzähle ihm alles. Ab und zu guckt er vorsichtig zu mir rüber. Sonst sitzt er einfach nur da.

»Und gestern hat einfach nichts mehr geklappt« sage ich. »Deshalb war ich in der Schule so. Deshalb bin ich einfach weggefahren.«

Es ist raus.

Ich atme tief ein.

Atme aus. Und jetzt?

Mathis ist sehr lange sehr still.

»Warum hast du nichts gesagt?«, fragt er auf einmal.

»Weil, weil … weil ich dachte, wir fahren dann nie mehr zum Skatepark«, flüstere ich.

Wieder Stille.

Er sagt nichts.

»Ich war so blöd, Emely.«

»Konntest du ja nicht wissen.«

»Der Torwart von Uruguay.« Er guckt auf die Karte, knetet sie zwischen seinen Fingern. Ich werfe einen kurzen Blick auf den Torwart. Er lächelt. Noch immer.

Das Beben lässt etwas nach.

Und der Skatepark?

Warum hat er noch nichts zum Skatepark gesagt?

Mathis dreht weiter die Karte zwischen den Fingern.

Seit wann kann er so ruhig sein?

»Wie wär es: Morgen zum Skatepark?«, fragt er endlich.

Der Knoten in mir lockert sich etwas.

»Ja.« Mehr kann ich gerade nicht sagen.

Wir steigen auf die Fahrräder und fahren los. Kurz bevor Mathis am Gutknecht abbiegt, wird er langsamer. Ich passe meine Geschwindigkeit an. Rolle neben ihm her. Gucke kurz zu ihm rüber.

Er starrt auf den Fahrradlenker, auf die Klingel, sonst wohin – und sagt auf einmal: »Emely. Vielleicht kann mein Papa …«

»Auf keinen Fall!« Ich bremse. »Du darfst niemandem was sagen!«

Mathis hält, er steht schräg vor mir.

»Aber …«, sagt er.

»Niemandem, ja? Versprich mir das.«

Ich strecke ihm die rechte Hand hin.

»Warum?«

»Weil es Mama bald wieder besser geht.« Ich schaue ihm fest in die Augen. »Los. Versprich es.«

Zögerlich schlägt er ein.

»Sag es.«

»Versprochen«, sagt er ernst.

Im Hof laufe ich zu Moppel. Schon von Weitem rufe ich ihn. Er kommt an die Stalltür gehoppelt, ich knie mich davor. Moppel drückt sich an die Tür, ich rupfe drei Löwenzahnblätter raus, stecke sie ihm durch den

Draht. Er frisst vor sich hin. »Du bist nicht mehr der Einzige, Moppel. Mathis weiß es jetzt auch.« Ich schaue zu, wie Moppel an dem Blatt mümmelt. »Und weißt du, was passiert ist?« Er reagiert nicht. Er dreht noch nicht mal den Kopf in meine Richtung. Er knabbert einfach weiter. »Genau. Nichts!« Ich schiebe zwei Finger durch den Draht. Oder NOCH nichts? Er hat es versprochen. »Versprochen ist versprochen.« Moppel wackelt mit den Ohren. »Eigentlich.«

Können nur Kaninchen Geheimnisse für sich behalten?

A: Nein, aber Kaninchen können es besonders gut.

B: Ja, denn niemand versteht sie.

C: Vielleicht.

»Guten Morgen! Wir sind dann mal weg.« Als ich am nächsten Morgen zu den Fahrrädern gehe, kommt mir der nette Fassadenarbeiter entgegen.

»Wie weg?« frage ich. Die letzten Tage habe ich gar nicht mitgekriegt, was am Haus passiert ist.

»Wir sind fertig«, sagt er und lacht. »Die Fassade ist wieder tipptopp. Die hält die nächsten Jahrzehnte!«

»Schön«, sage ich. Und frage mich, wann eine Fassade tipptopp ist.

»Wenn du zum Fassadenbau willst, sag Bescheid!« Er grinst. Fassadenbau? Wie kommt er da drauf? Er geht ans Gerüst und schraubt daran herum.

»Tschüss«, sage ich.

»Ja, tschüss.« Er tippt an seinen Sicherheitshelm. Als ich aus dem Hof fahre, kommt mir Mathis entgegen.

In der Schule ist alles wie immer. In der großen Pause stehen wir wieder an den Tischtennisplatten. Karl entdeckt auf einmal den Torwart von Uruguay in Mathis' Hosentasche. Sofort will er drei seiner Spieler für ihn eintauschen.

»Den tausche ich nicht ein«, sagt Mathis.

»Ich erhöhe auf vier«, pokert Karl.

»Keine Chance«, sagt Mathis noch mal sehr bestimmt.

»Fünf Spieler plus einen anderen richtig guten Torwart.« Karl lässt nicht locker.

»Karl, kapier es endlich. Ich tausche ihn nicht gegen Fußballbildchen.« Mathis guckt Karl sehr ernst an. Seine Augenbrauen sind eine gerade Linie.

»Nicht gegen Fußballbildchen? Gegen was denn sonst?«, fragt Karl und schüttelt den Kopf.

»Nichts, schon gut«, murmelt Mathis. Er schaut vorsichtig zu mir rüber, da klingelt es zur nächsten Stunde.

Auf dem Weg über den Schulhof lässt sich Mathis etwas zurückfallen. Ich warte auf ihn.

»Emely, ich könnte auch meine Mama …«, sagt er leise.

»Mathis!« Ich schaue ihn kurz an, drehe mich um, beschleunige meine Schritte und gehe schnell Richtung Schulhaus.

Was kommt nach der Endstation?

Nach der letzten Stunde stehen Mathis und ich an den Fahrrädern. »Ich muss dir was zeigen«, sagt er.

»Neue Notgroschen?« frage ich und mache mein Schloss auf.

Mathis setzt sich auf sein Rad. Er antwortet nicht.

»Oder hat der Gutknecht eine neue Schachtel mit Fußballbildchen?«

Er schüttelt nur den Kopf. Ich steige auch aufs Rad, wir fahren los. Mathis voraus. Kurz vorm Spielplatz biegt er in eine ganz andere Richtung ab.

»Hey, wo fahren wir hin?«, rufe ich.

Er sagt immer noch nichts.

Er tritt einfach weiter in die Pedale.

»Bei der Quizshow wärst du schon längst raus!«

Wo will er hin?

»Ist da was Schönes?«

»Was Gutes.«

»Wow, eine Antwort.«

Ich strampele weiter hinter ihm her. Was soll das? Warum sagt er nichts?

»Wenn du mir nicht sagst, wo wir hinfahren, bleibe ich hier sofort stehen!«, rufe ich.

Mathis dreht sich zu mir um und klopft mit einer Hand auf den Torwart in seiner Hosentasche. »Dann tausche ICH ihn jetzt ein!«, ruft er.

Keine neuen Notgroschen. Keine Fußballbildchen. Seine Tante wohnt hier auch nicht. Wir sind hier nie. Was hat er vor?

»Hey!« Er bremst so plötzlich, dass ich fast auf ihn drauffahre. »Was soll das?«

»Wir sind da«, sagt er.

Ich gucke mich um. Wir stehen in der Straße, die zwischen dem Spielplatz und dem Haus von Mathis' Eltern liegt. Auf der einen Seite sind lauter Häuser mit kleinen Gärten, auf der anderen Seite beginnt das große Feld und vor uns ist die Bushaltestelle.

»Hier?« Ich kann hier nichts erkennen. Nichts Gutes, nichts Schlechtes, einfach gar nichts. Fragend schaue ich Mathis an. »Hier ist doch nichts.«

Er beugt sich langsam über seinen Fahrradlenker und deutet mit einer Kopfbewegung in das Wartehäuschen der Bushaltestelle.

Ich folge seiner Kopfbewegung und schaue in die Augen eines Mädchens. Sie hat halblange, dunkle Haare – so wie ich. Sie schaut mich an, aber irgendwie auch durch mich hindurch. Sie sieht müde aus. Neben dem Mädchen auf dem Plakat steht: »Sucht kommt in vielen Familien vor.«

Auf einmal wird mir heiß. Ich halte mich an meinem Fahrradlenker fest. Ich will weg. Aber ich kann mich nicht losreißen von dem Mädchen. Ich kaue auf meiner Unterlippe herum.

»Was soll das?«, frage ich und starre weiter auf das Plakat.

Ich höre, dass Mathis sein Fahrrad auf den Boden legt. Er macht ein paar Schritte und steht direkt neben mir.

Wir gucken beide auf das Plakat.

»Ich fahre hier öfter vorbei.« Er macht eine kleine Pause. Räuspert sich kurz. Und sagt leise: »Aber ich habe nie gewusst, wen die meinen.«

Die Hitze breitet sich in meinem ganzen Körper aus. Losfahren. Sofort losfahren. Meine Beine gehorchen mir aber nicht. Sie bleiben einfach stehen.

»Die können dir helfen, Emely.«

Mein Atem geht schneller. Meine Hände krallen sich noch fester um den Lenker.

Ich höre Mathis Luft holen. »Ich war auf ihrer Website«, sagt er. »Der Papa von einem Jungen trinkt zu viel Alkohol. Und die Mama von einem Mädchen … «

»Ich brauche keine Hilfe, Mathis. Kapiert!?«

Aus den Augenwinkeln sehe ich, dass er den Torwart von Uruguay aus seiner Hosentasche geholt hat. Er dreht die Karte zwischen seinen Händen. Sein Blick ist weiter fest auf das Plakat gerichtet. Hat er mich gerade nicht gehört?

»Mama geht es bald wieder besser«, sage ich laut. »Sie guckt schon nach Urlaubsangeboten für Kroatien!«

Ich starre auch wieder auf das Plakat. Man kann ihnen schreiben, es gibt einen Chat. Unten steht die Adresse ihrer Website.

Es ist einen Moment still. Wir stehen da.

Die Stille dehnt sich aus.

»Die verraten nichts«, sagt Mathis irgendwann.

Ich drehe mich um und schaue ins Leere. »Können wir fahren?«

Wir steigen auf die Fahrräder, fahren zum Zandonella. Ohne ein Wort. Wir holen unser Eis, setzen uns auf die Stufen, Mathis mit Stracciatella, ich mit Banane. Wir schlecken schweigend unser Eis. Selbst bei Mathis tropft diesmal nichts, weil er einfach nichts sagt. Wir sitzen einfach nur da.

Es ist okay.

Es ist gut.

Wen setzt man als Telefonjoker ein?

Die Schulstunden am nächsten Tag gehen eine nach der anderen vorbei. Irgendwie. Keine Ahnung, wie sie das machen. Ich habe es heute Morgen gerade noch rechtzeitig geschafft. Mama. Mal wieder. Aber heute Abend kommt Papa. Irgendwann klingelt es.

»Hey, das wars für heute.« Mathis steht neben meinem Tisch. »Schule aus.« Ich packe meine Sachen, wir fahren nach Hause, reden nicht viel. Kurz bevor er abbiegt, sagt er: »Die verraten echt nichts, Emely.«

Ich gucke ihn an. »Bis morgen.«

Im Hof drücke ich meine Finger kurz in Moppels weiches Fell. »Du kannst mir auch nicht wirklich helfen.« Moppel knabbert ein bisschen an meinem Finger herum.

Oben ist es ruhig.

Kein Kaffeeduft.

Die Schlafzimmertür ist angelehnt. Mama liegt im Bett.

Mein Handy klingelt.

»Papa!?« Warum ruft er so früh am Nachmittag an? Seine Stimme klingt komisch.

»Vollsperrung«, sagt er.

»Was?« In meinem Bauch schrumpelt es.

»Auf der A8 ist eine Vollsperrung, Emely. Ein paar Kilometer vor mir gab es einen Unfall. Die ganze Autobahn ist gesperrt.«

»Kommst du sehr spät?«

Papa ist einen Moment still. Ich höre ihn Luft holen. »Die Umleitungsstrecke ist inzwischen auch voll.« Er seufzt. »Ich weiß wirklich nicht, wie lange es dauert.«

Ich lausche ins Telefon. Gleich sagt er, dass das nicht stimmt. Das Rauschen dröhnt in meinem Ohr.

»Ich versuche alles!«

»Ja«, sage ich.

»Ich hab dich lieb«, sagt Papa.

»Ich dich auch.«

»Bis später – und: Eins, zwei …«

» … drei!«

Während Papa drei sagt, lege ich auf.

Es ist auf einmal ganz still in der Wohnung.

Nur der Kühlschrank brummt.

Die Stille breitet sich auch in meinem Kopf aus.

Da ist kein Rauschen mehr.

Leise gehe ich in mein Zimmer. Ich ziehe die Nachttischschublade auf, hole das Kästchen heraus. Der Notgroschen liegt zwischen all den Silberpapierchen und Luky guckt mich an. Ich nehme das Foto, streiche kurz drüber, lege es auf den Nachttisch. Der Notgroschen kommt in die Stiftebox. Ich gehe mit dem Kästchen ins Wohnzimmer, setze mich in den Sessel, suche online die letzte Quizshow. Eine Kandidatin ist dran. Die ersten Fragen kann sie alle beantworten – sie sind total einfach. Meine sind viel schwieriger, meine sind superschwer:

Was ist das, was einem über den Kopf wachsen kann?

Wie bekämpft man Gestrüpp?

Wird ein Geheimnis kleiner, wenn man es teilt?

Wann tanzt Mama wieder?

Die Kandidatin kriegt die letzte Frage gestellt. Länder, Tiere, Geschichte oder Sport? Eine Länderfrage! Das weiß sie bestimmt. Ich rutsche in meinem Sessel herum. Der Trommelwirbel kommt, ich drücke ihr fest die Daumen. Der Quizmaster grinst und … JA! TUSCH! Von der Decke fällt Silberregen, es glitzert und funkelt. Die Kandidatin springt von ihrem Stuhl und lacht und tanzt im Silberregen.

Ich sitze da, starre auf den Bildschirm. Die Kandidatin sieht auf einmal aus wie Mama. Ich halte das Kästchen mit den Silberpapierchen hoch, schütte alles aus. Sie wirbeln durchs Wohnzimmer, segeln auf den Boden. Mama soll tanzen. Aber ich weiß die Antwort auf die letzte Frage nicht.

Ich hole mein Handy und lege mich aufs Bett. Ich scrolle durch die Fotos – bis ich es endlich gefunden habe: Mama und ich in der Hängematte in Kroatien. Ich fühle, wie ihre Haare an meinem Hals gekitzelt haben, kann ihr Lachen hören und ihre Haut riechen, die manchmal nach den Vanillepuddingherzen vom Bäcker Schilling duftet.

Auf dem Plakat stand auch: Du bist nicht allein.

Ich klicke das Foto weg. Öffne die Seite von der Organisation. Mein Herz klopft ein bisschen zu laut. Ich hole tief Luft – und schreibe in den Chat:

»Hallo, ich bin Emely.«

Sofort erscheint eine Antwort.

»Hallo, Emely. Mein Name ist Kristin, ich bin für dich da.«

Hilfe und Unterstützung

Bei Fragen oder wenn du Unterstützung brauchst, helfen dir Beratungs- und Hilfeeinrichtungen in deiner Nähe. Genauere Informationen und Ansprechpartner:innen findest du unter folgenden Links:

www.kidkit.de
www.nacoa.de
www.nummergegenkummer.de
www.jugendnotmail.de

Dank

Wie lange braucht eine Autorin für ein Buch?

A: zwei Wochen

B: sechs Monate

C: 10 Jahre

Antwort C. Okay, geschrieben habe ich nicht zehn Jahre. Aber von der ersten Idee bis zum fertigen Buch hat es doch so lange gedauert. Und in dieser Zeit haben mich einige Menschen begleitet. Danke! Meiner Agentin Charlotte fürs »Immer-dran-glauben«. Kathrin für Gespräche und Gedanken. Meiner Nichte Susanna fürs Testlesen und Mitdenken. Der Akademie für Kindermedien fürs erste Formen der Idee. Meiner Lektorin Sabine Ginster für ihre Geduld und das große Verständnis für meine Figuren. Dem ganzen Team von Mixtvision. Kristin Frank und den Mitarbeiterinnen von Kidkit für den Austausch, den fachlichen Blick und ihre Arbeit.

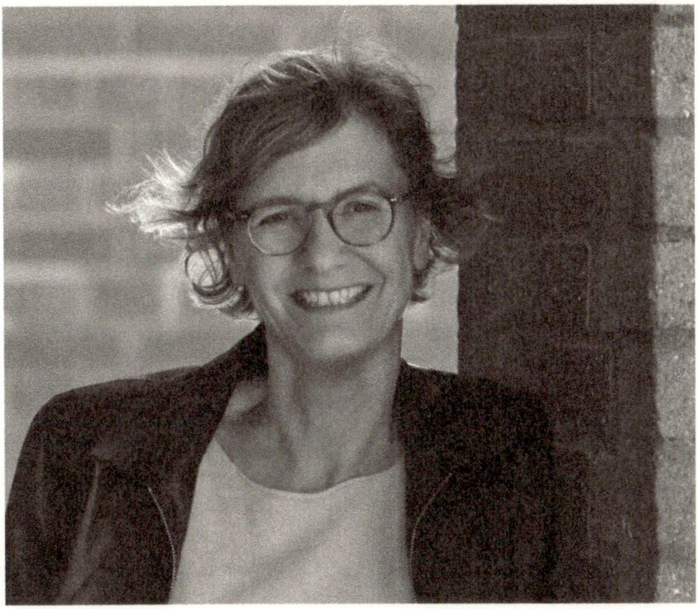

Christine Werner ist freie Autorin und Hörfunk-Journalistin. Sie macht Radiosendungen zu sozialen und gesellschaftspolitischen Themen und ist dafür viel unterwegs. Wenn sie nicht unterwegs ist, lebt sie in Köln und schreibt. Inzwischen auch Jugendbücher. Quizshows guckt sie übrigens nur zur Recherche für Buchmanuskripte. Dabei hat sie es schon mal bis zur Eine-Million-Euro-Frage geschafft – also theoretisch. Ein echter Hauptgewinn ist für sie aber eh was ganz anderes.

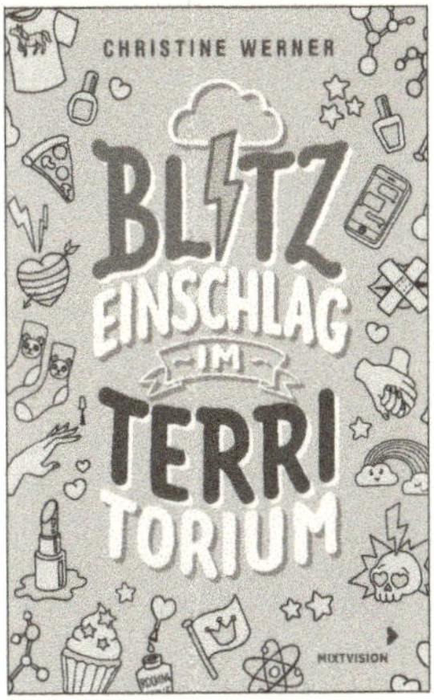

Christine Werner
180 Seiten
€ 14,00 (D) / € 14,40 (A)
ISBN 978-3-95854-150-4

Ich bin Terri, also eigentlich heiße ich Theresa Emmanuelle Rosa Rohrbach-Ibrahim, und das ist nicht mein einziges Problem. Denn seit überall Liebesblitze einschlagen, Aszendenten zueinanderpassen und die Chemie stimmt, spielen alle verrückt. Alle – außer mir! Nina liebt Berki und meine Mama Michael. Das dachte ich zumindest, bis ich herausgefunden habe, dass Michael noch ein A hinter dem Namen hat. Da war das Chaos komplett.

Dieser Jugendroman ab 12 ist wie eine spannende Reportage über Liebe, moderne Familie und Pubertät.